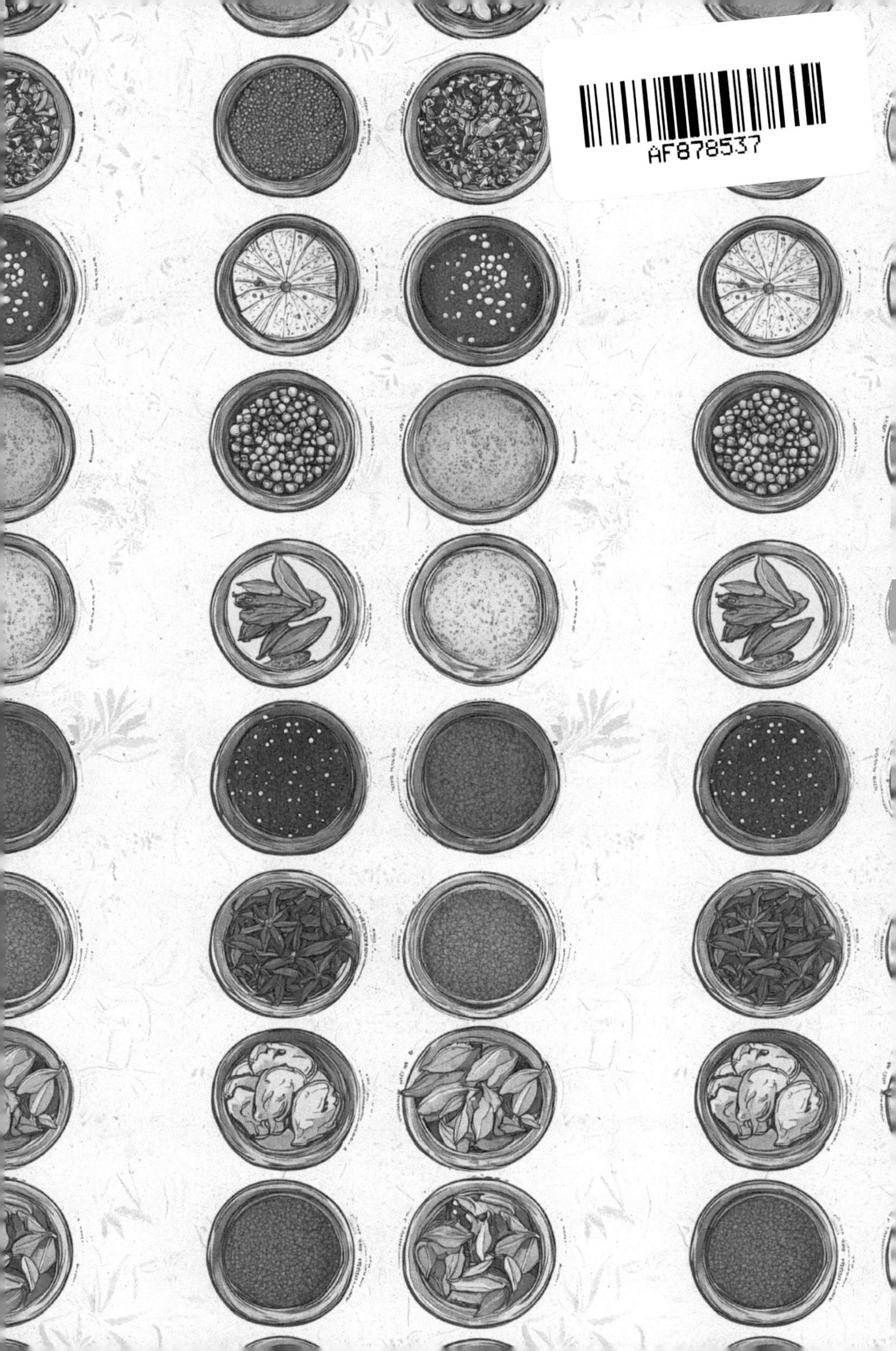

AF878537

Índice

Artemis Saage

La Ciencia de las Especias: Guía Ayurvédica de Aromas y Condimentos

Descubre las hierbas aromáticas, sus propiedades curativas y combinaciones perfectas en este libro sobre especias tradicionales

134 Fuentes
32 Fotos / Gráficos
17 Ilustraciones

© 2025 Saage Media GmbH

Todos los derechos reservados

Aviso legal

Saage Media GmbH
c/o SpinLab – The HHL Accelerator
Spinnereistraße 7
04179 Leipzig, Germany
E-Mail: contact@SaageMedia.com
Web: SaageMedia.com
Commercial Register: Local Court Leipzig, HRB 42755 (Handelsregister: Amtsgericht Leipzig, HRB 42755)
Managing Director: Rico Saage (Geschäftsführer)
VAT ID Number: DE369527893 (USt-IdNr.)

Editorial: Saage Media GmbH
Publicación: 01.2025
Diseño de portada: Saage Media GmbH
ISBN Tapa blanda: 978-3-384-48542-7
ISBN Ebook: 978-3-384-48543-4

Legal / Avisos

Todos los derechos reservados. Ninguna parte de este libro puede ser reproducida, almacenada o transmitida sin el permiso escrito del editor.
Los enlaces externos y las referencias a fuentes enumerados en este libro fueron verificados al momento de la publicación. El autor no tiene influencia sobre los diseños y contenidos actuales y futuros de las páginas vinculadas. El proveedor del sitio web vinculado es el único responsable de los contenidos ilegales, incorrectos o incompletos, así como de los daños que surjan del uso o no uso de la información, no quien hace referencia a la publicación respectiva a través de enlaces. Todas las fuentes externas utilizadas se enumeran en la bibliografía. A pesar del cuidadoso control del contenido, no asumimos ninguna responsabilidad por el contenido de fuentes externas. Los operadores de las fuentes citadas son los únicos responsables de su contenido. Las imágenes y fuentes de terceros están marcadas como tales. La reproducción, procesamiento, distribución y cualquier tipo de explotación fuera de los límites de los derechos de autor requieren el consentimiento por escrito del autor o creador respectivo.
Las referencias y citas contenidas en este libro han sido cuidadosamente investigadas y reproducidas según su sentido. La interpretación y presentación del contenido citado refleja la opinión del autor y no necesariamente coincide con la intención u opinión de los autores originales. En el caso de citas contextuales, las declaraciones principales de las fuentes originales se han incorporado al contexto de esta obra según el mejor saber y entender, pero pueden diferir de las formulaciones y matices de significado originales debido a la transferencia y simplificación. Todas las fuentes utilizadas están completamente listadas en la bibliografía y pueden consultarse allí en su versión original. La responsabilidad de la interpretación y la integración contextual del contenido citado recae en el autor de este libro. Para cuestiones científicas e información detallada, se recomienda consultar las fuentes originales. El autor se ha esforzado por presentar temas científicos complejos de manera comprensible para el público general. En este proceso, no se pueden excluir simplificaciones y generalizaciones. No se puede garantizar la exactitud técnica y la integridad de las presentaciones simplificadas. La reproducción contextual de citas y hallazgos científicos se realiza según el mejor saber y entender, respetando el derecho de cita conforme al § 51 de la Ley de Derechos de Autor. En la simplificación, transferencia y posible traducción de contenido científico a un lenguaje comprensible, pueden perderse matices de significado y detalles técnicos. Para propósitos académicos y uso como referencia científica, se recomienda expresamente recurrir a las fuentes originales. La presentación simplificada sirve exclusivamente para información de divulgación científica.
La información contenida en este libro sobre especias y hierbas ayurvédicas y sus aplicaciones ha sido cuidadosamente investigada, se basa en conocimientos tradicionales y ha sido compilada de la mejor manera posible. Sin embargo, no se pueden excluir completamente los errores. Los conceptos ayurvédicos, mezclas de especias y recomendaciones de uso presentados tienen únicamente fines informativos y no sustituyen la asesoría o tratamiento profesional por parte de un terapeuta ayurvédico calificado, médico o naturópata. En caso de problemas de salud o enfermedades, siempre se debe consultar a un médico o terapeuta. Se debe tener especial precaución en caso de alergias, intolerancias o al tomar medicamentos. La combinación de especias y hierbas con medicamentos puede provocar interacciones no deseadas. En caso de duda, se debe buscar el consejo de un médico antes de su uso. Los autores y la editorial no asumen ninguna responsabilidad por posibles inconvenientes o daños que resulten de la información proporcionada en el libro. Esto también se aplica a las formulaciones y recomendaciones de dosificación. Todos los contenidos de este libro, en particular textos, fotografías, gráficos y formulaciones, están protegidos por derechos de autor. El uso de las denominaciones tradicionales ayurvédicas se realiza reconociendo los derechos de sus respectivos titulares. Los conocimientos científicos y el marco legal en el ámbito de las especias y la medicina herbal están en constante evolución. La información en este libro corresponde al estado en el momento de la impresión. No se puede garantizar la validez permanente de los datos. Las fuentes utilizadas se enumeran en el apéndice.
Este libro fue creado utilizando inteligencia artificial y otras herramientas. Entre otras cosas, se utilizaron herramientas para la investigación, escritura/edición y la generación de ilustraciones decorativas. A pesar de las verificaciones, no se pueden descartar completamente los errores. Nos gustaría enfatizar que el uso de la IA sirve como herramienta de apoyo para brindar a nuestros lectores una experiencia de lectura de alta calidad e inspiradora.
Este libro ha sido traducido del alemán. No se pueden descartar completamente las desviaciones del original o los errores de traducción. Todas las fuentes citadas en el libro están disponibles en inglés. No asumimos ninguna responsabilidad por inexactitudes o malentendidos de contenido que puedan surgir por la traducción.

Queridos lectores,

les agradezco de corazón que hayan elegido este libro. Con su elección, no solo me han brindado su confianza, sino también parte de su valioso tiempo. Lo aprecio mucho.
Las especias son más que simples potenciadores del sabor: son la clave para una vida equilibrada según los principios del Ayurveda. En una época en la que muchas personas buscan formas naturales de bienestar, la ciencia de las especias ayurvédicas ofrece un enfoque holístico para la conexión armoniosa entre sabor y salud. Este completo manual lo guiará a través del mundo de las especias ayurvédicas y sus diversas influencias en el cuerpo y la mente. Descubra los seis sabores (Rasa) y aprenda cómo interactúan los efectos térmicos (Virya) y las cualidades de las especias (Guna). El libro transmite conocimientos tradicionales sobre el procesamiento de especias y muestra cómo puede preparar mezclas clásicas para verduras, cereales y legumbres. Con este práctico diccionario de especias, desarrollará una comprensión profunda del arte de la combinación de aromas ayurvédicos y podrá integrar las propiedades curativas de las especias de manera específica en su vida diaria. Déjese inspirar por la sabiduría milenaria de la ciencia de las especias ayurvédicas y descubra nuevas dimensiones de la condimentación consciente.
Les deseo ahora una lectura inspiradora y esclarecedora. Si tienen sugerencias, críticas o preguntas, agradezco sus comentarios. Solo a través del intercambio activo con ustedes, los lectores, las futuras ediciones y obras podrán mejorar aún más. ¡Manténganse curiosos!

Artemis Saage
Saage Media GmbH

- support@saagemedia.com
- Spinnereistraße 7 - c/o SpinLab – The HHL Accelerator, 04179 Leipzig, Germany

Introducción

Para ofrecerle la mejor experiencia de lectura posible, nos gustaría familiarizarle con las características principales de este libro. Los capítulos están organizados en un orden lógico, permitiéndole leer el libro de principio a fin. Al mismo tiempo, cada capítulo y subcapítulo ha sido diseñado como una unidad independiente, por lo que también puede leer selectivamente secciones específicas que sean de particular interés para usted. Cada capítulo se basa en una investigación cuidadosa e incluye referencias completas. Todas las fuentes están directamente enlazadas, permitiéndole profundizar en el tema si está interesado. Las imágenes integradas en el texto también incluyen citas de fuentes apropiadas y enlaces. Una visión general completa de todas las fuentes y créditos de imágenes se encuentra en el apéndice enlazado. Para transmitir eficazmente la información más importante, cada capítulo concluye con un resumen conciso. Los términos técnicos están subrayados en el texto y se explican en un glosario enlazado ubicado directamente debajo.

Para acceder rápidamente al contenido en línea adicional, puede escanear los códigos QR con su smartphone.

Materiales adicionales de bonificación en nuestro sitio web

En nuestro sitio web, ponemos a su disposición los siguientes materiales exclusivos:

- Contenido adicional y capítulos extra
- Un resumen general compacto
- Un archivo PDF con todas las referencias
- Recomendaciones de lectura adicional

El sitio web está actualmente en construcción.

SaageBooks.com/es/ciencia_de_las_especias_ayurvedicas-bonus-BA7CMH

1. 0. 0. Fundamentos de las especias ayurvédicas

La ciencia de las especias ayurvédicas revela un mundo fascinante en el que el sabor y el efecto curativo están intrínsecamente conectados. Durante milenios, las personas han utilizado este conocimiento para preparar alimentos que no solo son sabrosos, sino también digestivos y beneficiosos para la salud. Pero, ¿cómo exactamente despliegan las especias su efecto terapéutico? ¿Qué papel juegan las seis sabores y las propiedades térmicas de las especias? Los métodos tradicionales de procesamiento y las características de calidad de las especias forman la base para su efecto óptimo. Surge la pregunta de cómo se pueden distinguir las especias de alta calidad de las de baja calidad y qué métodos de procesamiento preservan mejor los valiosos ingredientes. Son de particular interés los principios de combinaciones armónicas de especias: ¿cómo se pueden unir diferentes aromas de manera que se apoyen mutuamente en su efecto? ¿Qué proporciones han demostrado ser óptimas? La ciencia de las especias ayurvédicas ofrece un enfoque sistemático a estas preguntas, un conocimiento que también abre nuevas perspectivas para una alimentación placentera y saludable en la cocina moderna.

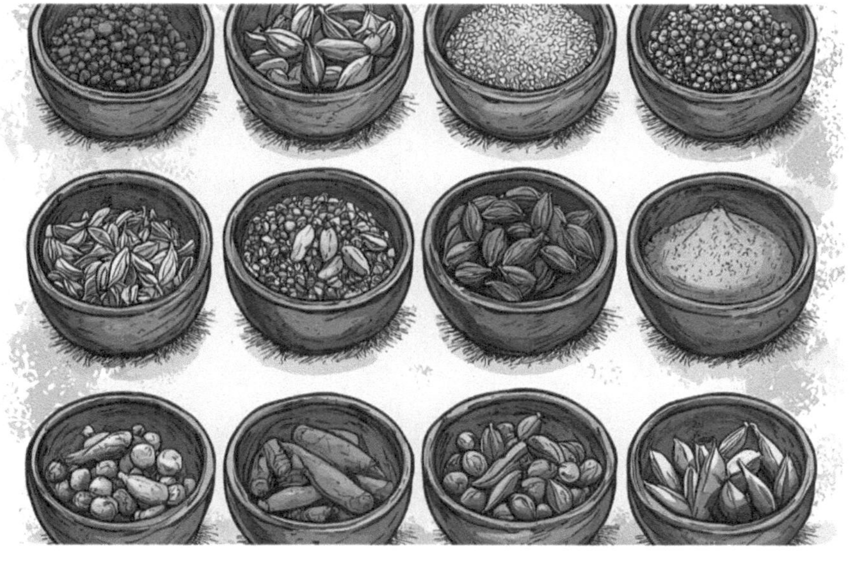

1. 1. 0. Sabores y efectos

¿Cómo influyen las especias en nuestra salud más allá de sus propiedades gustativas? ¿Qué papel juegan sus efectos térmicos en el metabolismo? ¿Y por qué la enseñanza ayurvédica distingue seis sabores fundamentales? La ciencia de las especias ayurvédicas considera las especias como remedios complejos, cuyas acciones van mucho más allá de simplemente aportar sabor. Cada especia posee propiedades específicas que influyen sistemáticamente en el metabolismo, la digestión y el bienestar general. Estas propiedades se basan en observaciones milenarias y son cada vez más confirmadas por estudios científicos modernos. El conocimiento de los diferentes sabores y sus efectos permite utilizar las especias de manera específica para apoyar la salud. En este sentido, se demuestra que la sistemática ayurvédica de los sabores y sus propiedades constituye una herramienta precisa para la prevención de la salud individual.

> *„Según la comprensión ayurvédica, seis sabores fundamentales (dulce, ácido, salado, picante, amargo y astringente) forman la base de la salud y el bienestar.“*

1. 1. 1. Los seis sabores en Ayurveda

En la comprensión ayurvédica, seis sabores fundamentales (Rasa) forman la base de la salud y el bienestar: dulce (madhura), ácido (amla), salado (lavana), picante (katu), amargo (tikta) y astringente (kashaya) [s1]. Estos sabores no son solo percepciones sensoriales, sino que actúan directamente sobre nuestros sistemas corporales e influyen en el equilibrio de los Doshas [s2]. Cada sabor se compone de elementos específicos: el dulce proviene de la tierra y el agua, el ácido de la tierra y el fuego, el salado del agua y el fuego, el picante del fuego y el aire, el amargo del aire y el espacio, y el astringente del aire y la tierra [s2]. Esta composición elemental explica sus efectos específicos en el cuerpo. El sabor dulce tiene un efecto constructivo y fortalecedor sobre el organismo. Promueve la regeneración de tejidos y puede equilibrar especialmente los Doshas Vata y Pitta [s3]. En la aplicación práctica, encontramos sabores dulces en batatas, cereales o frutas maduras. Sin embargo, las personas con un Kapha elevado deben tener cuidado con los alimentos dulces, ya que pueden aumentar el Dosha Kapha [s4]. Los sabores ácidos, como los que se encuentran en los cítricos o en las verduras fermentadas, estimulan la digestión y aumentan la energía [s3]. Son especialmente útiles para los tipos Vata, pero deben ser consumidos con moderación por las constituciones Pitta y Kapha. Un consejo práctico: un chorrito de limón en agua tibia por la mañana puede activar suavemente la digestión. El sabor salado apoya el equilibrio de líquidos y estimula el apetito [s3]. Sin embargo, la enseñanza ayurvédica advierte sobre el consumo excesivo de sal, ya que puede llevar a retención de líquidos y problemas en la piel [s4]. Los sabores picantes, como los que se encuentran en el jengibre o el chile, promueven la circulación y la digestión [s3]. Son especialmente valiosos para los tipos Kapha, mientras que las constituciones Vata y Pitta deben usarlos con moderación [s2]. Un ejemplo práctico es el uso de jengibre fresco como té para la digestión lenta. Las sustancias amargas tienen un efecto desintoxicante y pueden regular el apetito [s3]. A menudo subrepresentadas en la dieta moderna, las encontramos en rúcula, achicoria o cúrcuma. Son especialmente importantes para los tipos Pitta [s5]. El sabor astringente, que se caracteriza por una sensación de contracción en la boca, tensa los tejidos y tiene un efecto refrescante [s3]. Ejemplos son el té verde o los plátanos inmaduros. Este sabor es especialmente útil para los tipos Kapha y Pitta, mientras que los tipos Vata deben disfrutarlo con moderación [s2]. La tradición ayurvédica recomienda combinar los seis sabores en una comida [s6]. Esto se puede lograr, por ejemplo, a través de un curry equilibrado que contenga batatas dulces, jengibre picante, tomates ácidos, sal marina salada, especias amargas y legumbres astringentes. El efecto de los sabores va más allá de su percepción gustativa inmediata e incluye también Vīrya (energía potente) y Vipāka (efecto postdigestivo) [s7]. Estas complejas interrelaciones hacen de la teoría de los sabores ayurvédicos una herramienta valiosa para la prevención de la salud individual. Para la aplicación práctica, es importante saber que los tipos Vata deben preferir sabores dulces, ácidos y salados, los tipos Pitta se benefician de sabores dulces, amargos y astringentes, y los tipos Kapha deben concentrarse en sabores picantes, amargos y astringentes [s5].

Glosario

Dosha

Energías vitales fundamentales en Ayurveda que, como fuerzas dinámicas, controlan todos los procesos fisiológicos y psicológicos en el cuerpo.

Kapha

El principio de estructura en Ayurveda, responsable de la estabilidad y construcción en el cuerpo, está compuesto por los elementos tierra y agua.

Pitta

El principio de transformación en Ayurveda, asociado con procesos metabólicos y digestivos, representa el elemento fuego.

Rasa

Un término en sánscrito de la medicina ayurvédica que describe no solo la percepción del sabor puro, sino también la esencia energética de una sustancia.

Vata

El principio de movimiento en Ayurveda, compuesto por los elementos aire y éter, controla todos los procesos de movimiento en el cuerpo.

Vipaka

El efecto a largo plazo de una sustancia después de la digestión completa, que puede diferir del sabor inmediato.

Virya

Un concepto ayurvédico que describe la fuerza energética y potencia de una sustancia, independientemente de su sabor.

1. 1. 2. Efecto térmico de las especias

El efecto térmico de las especias juega un papel fundamental en la medicina ayurvédica y afecta directamente nuestras funciones corporales. Estos efectos se dividen en dos categorías principales: propiedades calefactoras y refrescantes [s8]. Las especias calefactoras activan el metabolismo y el sistema nervioso simpático. Se caracterizan por un aumento del potencial de oxidación y fomentan la dilatación de los vasos sanguíneos [s9]. Entre las especias calefactoras clásicas se encuentra la pimienta negra, que aumenta la circulación sanguínea y alivia la rigidez muscular y articular [s10]. En la práctica, la pimienta negra es especialmente adecuada en la temporada fría o para personas que tienden a ser sensibles al frío. La canela ocupa un lugar especial entre las especias calefactoras. No solo ayuda a reducir la humedad excesiva en el cuerpo, sino que también apoya a las personas con manos y pies crónicamente fríos gracias a su efecto estimulante de la circulación. Como tónico digestivo, puede disfrutarse por la mañana en leche caliente o en el muesli [s10]. El cardamomo, otra especia calefactora importante, promueve la sudoración y apoya la limpieza de las vías respiratorias [s10]. En la práctica, el cardamomo es especialmente recomendable para la tos persistente o para prevenir resfriados. Un té de cardamomo, mejor en combinación con jengibre, puede hacer maravillas. En el otro extremo del espectro térmico encontramos las especias refrescantes. El cilantro, por ejemplo, no solo apoya la digestión, sino que también tiene un efecto desintoxicante [s11]. Es excelente para preparar platos veraniegos o cuando el cuerpo está sobrecalentado. La menta es otro ejemplo de una especia refrescante. Su efecto refrescante la convierte en un remedio natural ideal contra el sobrecalentamiento y las inflamaciones [s11]. Un té de menta fresca o hojas de menta machacadas en agua pueden proporcionar un enfriamiento natural en los calurosos días de verano. El hinojo combina propiedades refrescantes con un efecto digestivo [s11]. Es especialmente adecuado después de comidas pesadas o en caso de problemas digestivos. Un té de hinojo después de comer es una práctica ayurvédica comprobada. La combinación hábil de especias calefactoras y refrescantes permite influir de manera específica en la temperatura corporal y el metabolismo. Por ejemplo, en la temporada fría, una mezcla de especias de canela, cardamomo y pimienta negra puede apoyar el calor corporal, mientras que en verano, una combinación de cilantro, menta y hinojo proporciona un agradable enfriamiento. El ajo merece una mención especial como especia calefactora. Como un potente vasodilatador, no solo mejora la circulación sanguínea, sino que también previene la coagulación de la sangre [s10]. En la cocina, puede utilizarse tanto crudo como cocido, siendo la forma cruda la que despliega el efecto térmico más fuerte. Al aplicar prácticamente los efectos térmicos de las especias, se debe considerar la constitución individual y la temporada. Las personas con un Pitta-Dosha elevado deben tener cuidado con las especias calefactoras y utilizar más especias refrescantes como el cilantro o el hinojo. Los tipos vata, en cambio, a menudo se benefician de especias calefactoras como la canela y el cardamomo. El efecto térmico de las especias también puede utilizarse de manera específica para apoyar la salud. En caso de resfriados y enfermedades respiratorias, las especias calefactoras como el rábano picante, con su efecto descongestionante [s10], o el cayena, que eleva la temperatura central del cuerpo [s10], pueden ser de ayuda. Para un efecto óptimo, estas especias deben consumirse en bebidas o alimentos calientes.

1. 1. 3. Cualidades de las especias y sus propiedades

En la comprensión ayurvédica, las especias poseen cualidades específicas que van más allá de sus propiedades gustativas. Estas cualidades se clasifican sistemáticamente según su efecto energético, su pesadez o ligereza, así como su influencia en las funciones corporales [s12]. Las cualidades de las especias están en directa conexión con su efecto sobre el fuego digestivo (Agni) y el equilibrio de los doshas. Es particularmente interesante observar que las especias, dependiendo de su propiedad específica, pueden presentar una cualidad pesada o ligera. Por ejemplo, las especias dulces como la canela tienen una cualidad más pesada y pueden favorecer el aumento de peso corporal, mientras que las especias amargas como la cúrcuma poseen una cualidad más ligera y pueden reducir el apetito [s12]. En la tradición alimentaria asiática, que está estrechamente relacionada con la enseñanza ayurvédica, las especias no solo se consideran portadoras de sabor, sino también sustancias farmacológicamente activas. Esta integración de aspectos médicos y culinarios ha demostrado ser especialmente beneficiosa para diversos aspectos de la salud, como el control de la presión arterial y la mejora de factores de riesgo cardiovascular [s13]. Un ejemplo fascinante de la compleja forma de acción de las cualidades de las especias se observa en el caso del melón amargo. Sus componentes amargos, que son valorados en la cocina asiática, despliegan múltiples efectos beneficiosos para la salud. Los compuestos bioactivos como los fenoles, carotenoides, alcaloides y saponinas contribuyen a propiedades anti-diabéticas, anti-oxidantes e incluso anti-cancerígenas [s14]. En la aplicación práctica, el melón amargo se puede integrar en la dieta diaria en forma de té o como guarnición de verduras. La ciencia de las especias ayurvédica también describe una relación directa entre las cualidades de las especias y su efecto sobre los jugos corporales. En este contexto, el fuego digestivo juega un papel central. Especias como el jengibre, el comino y la cúrcuma se utilizan intencionadamente para estimular el fuego digestivo y prevenir la acumulación de sustancias no digeridas (Ama) [s15]. Un consejo práctico es preparar una mezcla de especias de partes iguales de comino molido, jengibre y cúrcuma, que se puede tomar en agua tibia antes de las comidas. Las cualidades de las especias también se manifiestan en su capacidad para tratar síntomas específicos. La tradición ayurvédica considera tanto la naturaleza calentadora o refrescante de las especias como su influencia en los jugos corporales [s15]. Para la aplicación práctica, esto significa que al seleccionar las especias, no solo se debe considerar el sabor, sino también la constitución individual y la situación de salud actual. La integración de estas cualidades de las especias en la dieta moderna puede llevarse a cabo mediante la experimentación consciente. Se recomienda comenzar con pequeñas cantidades y observar los efectos en el propio cuerpo. Una combinación equilibrada de diferentes cualidades de especias no solo puede enriquecer el sabor de los platos, sino también contribuir de manera específica al apoyo de la salud.

Resumen - 1. 1. Sabores y efectos

- Los seis sabores (Rasa) se componen de combinaciones específicas de elementos, como tierra/agua para lo dulce y aire/espacio para lo amargo.
- Los sabores dulces promueven la regeneración de tejidos y equilibran especialmente los doshas Vata y Pitta.
- Los sabores ácidos aumentan la energía digestiva y son particularmente útiles para los tipos Vata.
- El efecto térmico de las especias influye directamente en el potencial de oxidación y la dilatación de los vasos.
- El cardamomo, como especia calentadora, promueve la sudoración y apoya la limpieza de las vías respiratorias.
- El ajo actúa como un potente vasodilatador y previene la coagulación de la sangre.
- El pepino amargo contiene compuestos bioactivos como fenoles y alcaloides con propiedades antidiabéticas.
- Las especias influyen en el fuego digestivo (Agni) y previenen la acumulación de sustancias no digeridas (Ama).
- Las cualidades de las especias están directamente relacionadas con su efecto farmacológico sobre los jugos corporales.
- Los tipos Vata se benefician de sabores dulces, ácidos y salados, mientras que los tipos Kapha deben concentrarse en sabores picantes, amargos y astringentes.

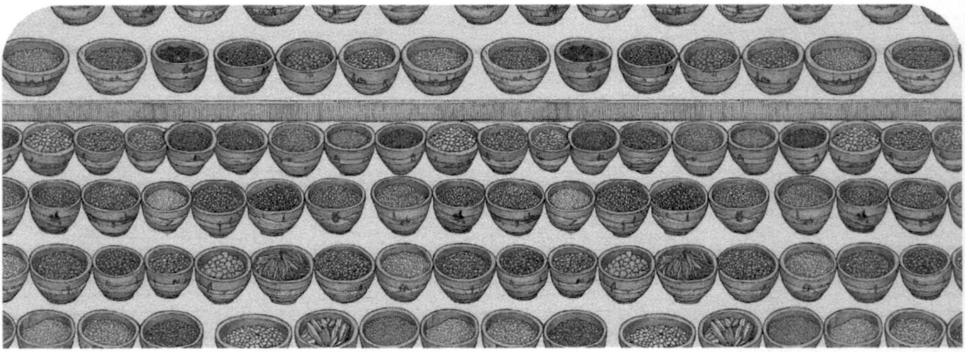

1. 2. 0. Procesamiento y almacenamiento de especias

El procesamiento y almacenamiento adecuado de las especias constituye el fundamento de la ciencia de las especias ayurvédicas. Pero, ¿cómo se pueden preservar mejor los valiosos ingredientes y el aroma característico de las especias? ¿Qué métodos tradicionales han demostrado su eficacia a lo largo de los siglos y qué conocimientos modernos complementan esta sabiduría? La complejidad del procesamiento de especias se manifiesta incluso en procesos simples como el tostado: la temperatura, la duración y el movimiento de las especias influyen de manera decisiva en sus propiedades gustativas y terapéuticas. Además, el almacenamiento presenta requisitos especiales: la temperatura, la humedad y la luz pueden afectar significativamente la durabilidad y efectividad de las especias. Las siguientes exposiciones iluminan tanto las técnicas de procesamiento tradicionales como las características de calidad basadas en la ciencia, que son cruciales para la conservación óptima de las propiedades de las especias.

„Con un embalaje y almacenamiento adecuados a temperaturas entre 15 y 35 °C, las mezclas de especias se pueden conservar hasta 180 días sin pérdida de calidad.“

1. 2. 1. Métodos tradicionales de procesamiento

Los métodos tradicionales de procesamiento de especias en la cocina ayurvédica se basan en conocimientos centenarios y técnicas refinadas que no solo sirven para la conservación, sino que también destacan las propiedades curativas de las especias de manera óptima. Un método central es el tostado de las especias, que juega un papel importante especialmente en la preparación de mezclas de especias [s16]. Por ejemplo, las semillas de mostaza, comino y cilantro se calientan cuidadosamente en una sartén seca hasta que liberan su aroma completo. Las especias deben ser movidas constantemente para lograr un tostado uniforme y evitar que se quemen. El momento adecuado para finalizar el proceso de tostado se reconoce por el intenso aroma y el ligero cambio de color de las especias. En el procesamiento tradicional de la cúrcuma se emplea un proceso especialmente complejo [s17]. Los rizomas se hierven o se cocinan al vapor, lo que hace que desaparezca el característico olor crudo y la almidón se gelatinice. En el método clásico indio, se utilizaban ollas de barro en las que los rizomas se cocían con agua y luego se cubrían con hojas y una capa de estiércol de vaca. La reacción de amoníaco que se produce contribuye a la coloración típica. Los métodos de procesamiento modernos utilizan en su lugar grandes recipientes de hierro con agua alcalina. Después de la cocción, un secado rápido al sol es esencial para obtener un producto final óptimo con una humedad entre el 8% y el 10%. Otro importante método tradicional de conservación es el encurtido de especias y hierbas [s18]. Este proceso, también conocido como "encurtido", comienza con la cuidadosa limpieza y secado de los ingredientes. Estos se cortan en piezas uniformes y se secan nuevamente durante varias horas, ya sea al aire o en el horno a baja temperatura. Esto reduce notas de sabor no deseadas y prepara óptimamente los ingredientes para el proceso de encurtido. Es especialmente importante la absoluta sequedad de todos los utensilios e ingredientes utilizados, ya que cualquier humedad podría comprometer la durabilidad del producto final. El mejor momento para encurtir es durante la temporada cálida, ya que en los meses más fríos la mayor humedad del aire aumenta el riesgo de formación de moho. En la preparación de platos de especias complejos como el biryani [s19], la importancia de los métodos tradicionales de procesamiento se hace especialmente evidente. Aquí se requiere una cocción paciente y lenta para combinar armónicamente los diferentes aromas de las especias. Cada ingrediente se selecciona cuidadosamente y se añade en el momento óptimo. El cumplimiento de recetas y métodos de preparación tradicionales garantiza la autenticidad del plato. El almacenamiento de especias procesadas también requiere atención especial [s16]. Con un embalaje y almacenamiento adecuados a temperaturas entre 15 y 35 °C, las mezclas de especias pueden conservarse hasta 180 días sin pérdida de calidad. Es especialmente importante protegerlas de la luz solar directa, ya que esta puede acelerar la degradación del color y, por ende, de los ingredientes activos [s17]. Las propiedades fisicoquímicas de las especias cambian continuamente durante el almacenamiento [s20]. Típicamente, la humedad y la acidez aumentan con el tiempo, mientras que el contenido de grasas y proteínas disminuye. Para ralentizar estos procesos, en el procesamiento tradicional a menudo se añaden hierbas con propiedades antioxidantes, que no solo prolongan la durabilidad, sino que también reducen el deterioro microbiano.

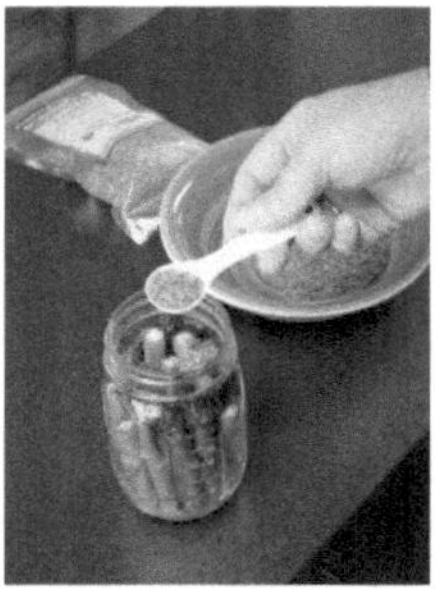

Encurtido [i1]

Glosario

gelatinizar
Proceso en el que el almidón se transforma en una masa gelatinosa mediante calentamiento

antioxidante
Propiedad de una sustancia para prevenir procesos de oxidación dañinos y neutralizar radicales libres

fisicoquímico
Se refiere a la combinación de procesos físicos y químicos en una sustancia

Rizoma
Eje de brote subterráneo de una planta que sirve como órgano de almacenamiento y puede formar nuevos brotes

1. 2. 2. Características de calidad de las especias

La calidad de las especias se puede determinar a través de diversas sensoriales y características físicas, que son decisivas para su eficacia y utilidad en la cocina ayurvédica. Una cuidadosa inspección de calidad es esencial, ya que las especias de baja calidad no solo decepcionan en sabor, sino que también pueden fallar en su efecto terapéutico. Una característica de calidad fundamental es la apariencia externa de las especias. En el caso de especias enteras como el cardamomo, los clavos o los palitos de canela, la superficie debe ser uniforme y libre de daños. Las decoloraciones o manchas pueden indicar un almacenamiento inadecuado o un contaminación microbiana. Al evaluar los rhizomen de cúrcuma, se debe tener especial cuidado, ya que a menudo se pulen para lograr una superficie lisa. A veces se utilizan sustancias cuestionables en este proceso, por lo que al comprar se debe prestar atención a la calidad orgánica o a comerciantes de confianza [s21]. El color es otro indicador importante de calidad. Las especias de alta calidad se caracterizan por colores intensos y característicos. Por ejemplo, la cúrcuma debe presentar un amarillo anaranjado intenso, mientras que las cápsulas de cardamomo deben mostrar un verde vibrante. Los colores desvaídos o irregulares indican envejecimiento o almacenamiento incorrecto. Para verificar la calidad del color, se puede aplicar una pequeña cantidad de especia en papel blanco: las especias de alta calidad mostrarán un color uniforme e intenso sin grumos ni decoloraciones. El olor es una de las características de calidad más significativas. Las especias frescas y de alta calidad desarrollan de inmediato su aroma característico al ser ligeramente frotadas entre los dedos. Un olor débil o mohoso indica mercancía envejecida o mal almacenada. En la prueba de aroma, se deben calentar ligeramente las especias en la palma de la mano y luego oler con cuidado. Las hierbas y especias de alta calidad pueden mejorar notablemente las propiedades sensoriales de los alimentos sin alterar su característica de sabor fundamental [s22]. La textura también juega un papel importante en la evaluación de la calidad. Las especias enteras deben ser firmes y compactas, no quebradizas ni frágiles. En el caso de las especias en polvo, se desea una granulometría uniforme y fina. La formación de grumos indica absorción de humedad y puede ser un signo de deterioro inminente. Para comprobar la textura, se puede frotar una pequeña cantidad de polvo de especia entre el pulgar y el índice: el polvo de especia de alta calidad se siente aterciopelado y se distribuye uniformemente. Una característica de calidad a menudo pasada por alto pero importante es la densidad del polvo de especia. Las especias de alta calidad tienen un peso característico en relación con su volumen. Para comprobar esto, se puede pesar una cucharadita de la especia y compararla con valores de referencia. Los polvos demasiado ligeros pueden ser un indicio de adulteración con rellenos de baja calidad. La pureza de las especias es otra característica de calidad decisiva. Las especias de alta calidad deben estar libres de cuerpos extraños, infestaciones de insectos o mohos. En el caso de las especias enteras, esto se puede verificar mediante una cuidadosa inspección visual. Para las especias en polvo, se puede disolver una pequeña cantidad en un vaso de agua: las impurezas generalmente se depositan en el fondo. La frescura de las especias también se puede reconocer por su reacción al calentarse. Las especias frescas y de alta calidad desarrollan rápidamente su aroma característico y su color típico al ser tostadas con cuidado. Las especias viejas o de baja calidad, en cambio, reaccionan lentamente y a menudo desarrollan un olor desagradable y quemado. Para la aplicación práctica, esto significa que al comprar especias se deben utilizar todos los sentidos. Una cuidadosa inspección antes de la compra puede evitar decepciones posteriores. Especialmente al adquirir grandes cantidades, es recomendable primero comprar una pequeña muestra y probar su calidad antes de adquirir cantidades mayores.

Glosario

Microbiano
Causado o relacionado con organismos microscópicos como bacterias, hongos u otros microorganismos

Sensorial
Se refiere a la percepción a través de los órganos sensoriales humanos como el gusto, el olfato, el tacto, la vista y el oído

Resumen - 1. 2. Procesamiento y almacenamiento de especias

- La tostión tradicional de especias requiere movimiento constante para un resultado de tostado uniforme y una óptima liberación de aromas. Los rizomas de cúrcuma se cocinaban clásicamente en ollas de barro y se cubrían con estiércol de vaca, donde la reacción de amoníaco contribuía a la coloración. El procesamiento moderno de la cúrcuma utiliza agua alcalina en recipientes de hierro con un contenido de humedad objetivo del 8-10%. Las mezclas de especias se conservan sin pérdida de calidad entre 15-35°C hasta 180 días. Durante el almacenamiento, la humedad y el contenido de acidez aumentan, mientras que las grasas y las proteínas disminuyen. Las hierbas antioxidantes se añaden tradicionalmente para prolongar la vida útil y reducir el deterioro microbiano. Los rizomas de cúrcuma pulidos pueden contener agentes de pulido preocupantes. La densidad de la especia indica la posible adulteración con rellenos de menor calidad. Las especias de alta calidad desarrollan rápidamente su aroma característico al tostar, mientras que las de menor calidad reaccionan de manera lenta. La temporada cálida es óptima para los procesos de encurtido debido a la menor humedad del aire y al reducido riesgo de moho.

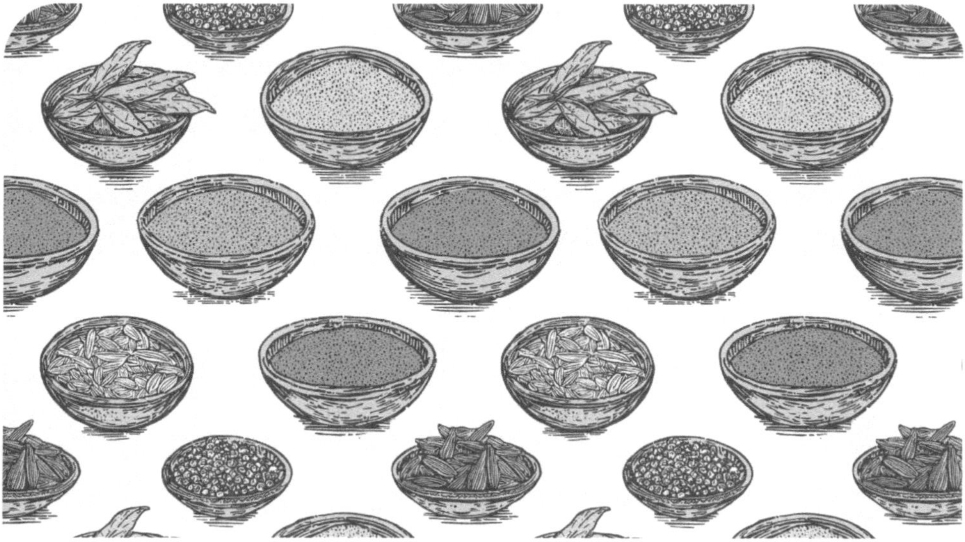

1. 3. 0. Combinaciones de especias

La combinación de especias es uno de los aspectos más fascinantes de la medicina ayurvédica. ¿Cómo se influyen mutuamente las diferentes especias? ¿Según qué principios se crean mezclas armónicas? ¿Y qué papel juegan las necesidades individuales del ser humano? La ciencia de las especias ayurvédicas ha desarrollado a lo largo de milenios un sistema complejo que va mucho más allá de la mera experiencia del sabor. Cada especia no solo aporta su sabor característico, sino también propiedades energéticas y curativas específicas. En la combinación de diversas especias surge una interacción que es efectiva tanto a nivel culinario como terapéutico. El arte de la combinación de especias requiere un conocimiento profundo sobre las propiedades de cada especia, sus interacciones y las proporciones óptimas de mezcla. Factores como la estación del año, el tipo de constitución y la fuerza digestiva juegan un papel decisivo. Las siguientes secciones mostrarán cómo puede utilizar este conocimiento de manera práctica.

> *„Un principio fundamental es la consideración de la energía de calefacción y refrigeración de las diferentes especias: en verano se utilizan más especias refrescantes como el cilantro y el cardamomo, mientras que en invierno se emplean más especias calentadoras como el jengibre y la canela.“*

1. 3. 1. Principios básicos de las mezclas de especias

La ciencia de las especias ayurvédicas se basa en la comprensión fundamental de que cada alimento y especia no solo posee un sabor característico, sino que también tiene un efecto energético específico en nuestro cuerpo [s23]. Este conocimiento forma la base para la combinación artística de especias, que va más allá de la mera experiencia gustativa. En la aplicación práctica, esto significa, en primer lugar, unir los cinco sabores básicos - dulce, salado, ácido, amargo y umami - en un equilibrio armonioso [s24]. Tomemos como ejemplo una mezcla clásica de especias para curry: aquí se complementan el cardamomo dulce, los minerales salados del comino, la acidez del cilantro, los compuestos amargos de la cúrcuma y la nota umami del comino tostado en una composición equilibrada. Un principio fundamental es tener en cuenta la energía de calentamiento y enfriamiento de las diferentes especias [s23]. Por ejemplo, si desea preparar un plato caliente, idealmente combine especias como jengibre, pimienta negra y canela. Para efectos refrescantes, en cambio, son adecuadas el cilantro, el cardamomo y el hinojo. En la implementación práctica, debe considerar la temporada: en verano, use más especias refrescantes, y en invierno, más especias que calienten. La compatibilidad de los alimentos puede mejorarse significativamente mediante combinaciones de especias hábiles [s23]. Un ejemplo práctico: las legumbres, que a menudo se consideran difíciles de digerir, se vuelven mucho más digeribles con la adición de comino, jengibre y asafoetida. La regla general es: cuanto más fuerte sea el fuego digestivo propio (agni), mejor se pueden procesar combinaciones de especias más complejas. En el desarrollo de mezclas de especias, la sensibilidad cultural también juega un papel importante [s24]. Las combinaciones tradicionales a menudo se han desarrollado a lo largo de siglos y están perfectamente adaptadas a las condiciones y necesidades regionales. Por ejemplo, la cocina india utiliza frecuentemente combinaciones de cúrcuma, comino y cilantro, mientras que en la cocina mediterránea predominan el orégano, el tomillo y el romero. Otro aspecto importante es la proporción de las especias entre sí [s23]. Al igual que con la regla ayurvédica para la proporción de ghee a miel (2:1), también hay proporciones óptimas en las mezclas de especias. Como regla general, las especias dominantes como la cúrcuma o el comino forman la base (aproximadamente 40%), mientras que los aromas más sutiles como el cardamomo o la canela se utilizan como acentos (aproximadamente 5-10%).

El arte de la combinación de especias también radica en el uso hábil de contrastes [s24]. Experimente, por ejemplo, con la combinación de notas picantes y dulces, como al unir chile con canela. Sin embargo, siempre debe tener en cuenta el sabor dominante y utilizar las otras especias de manera complementaria. La interacción entre aroma y sabor también es decisiva [s24]. Muchas especias solo desarrollan su máximo potencial al ser ligeramente tostadas o al combinarse con aceites. Un consejo práctico: tueste brevemente las especias enteras en una sartén seca antes de molerlas; esto intensifica considerablemente el aroma. La disponibilidad estacional y local debe tenerse en cuenta al compilar mezclas de especias [s24]. Las hierbas y especias frescas de cultivo regional a menudo tienen un aroma más intenso y armonizan mejor entre sí que las alternativas importadas. Por último, es importante entender que los principios básicos de las mezclas de especias sirven como guía, pero dejan espacio para preferencias personales y experimentos [s24]. Comience con combinaciones probadas y desarrolle a partir de ellas sus propias variaciones. Documente sus experiencias y ajuste las mezclas a sus necesidades individuales y preferencias de sabor.

1. 3. 2. Combinaciones armoniosas de aromas

La combinación armoniosa de aromas en la cocina ayurvédica sigue un sistema complejo que considera tanto aspectos de sabor como de salud. El arte radica en conectar diferentes mundos de aromas de tal manera que se complementen y refuercen entre sí, sin superponerse. Un papel central lo juegan las combinaciones de especias con diferentes alimentos básicos. Especialmente interesante es la conexión de ghee con arroz, que no solo convence en sabor, sino que también optimiza la absorción de nutrientes [s25]. En la aplicación práctica, se recomienda calentar ligeramente el ghee y añadir una pizca de Cúrcuma antes de verterlo sobre el arroz cocido.

La combinación de aromas también juega un papel importante en las bebidas. La conexión de té verde con limón, por ejemplo, no solo crea una experiencia de sabor refrescante, sino que también apoya el metabolismo [s25]. Para un efecto óptimo, no debe verter el té demasiado caliente y añadir el limón solo después de la infusión, para preservar los valiosos ingredientes. Un aspecto fascinante de la combinación armoniosa de aromas se muestra en la conexión de notas frutales y terrosas [s26]. Este equilibrio se encuentra, por ejemplo, en mezclas de té especiales que combinan frutas y flores. Al preparar tales mezclas, se debe tener cuidado de que las frutas no se vuelvan demasiado dominantes; una proporción equilibrada de aproximadamente 30% de frutas a 70% de componentes básicos ha demostrado ser efectiva. La tradición ayurvédica también conoce la poderosa combinación de leche con Azafrán [s25]. Esta conexión armoniosa se recomienda especialmente para las horas de la tarde, ya que tiene un efecto relajante. Para la preparación,

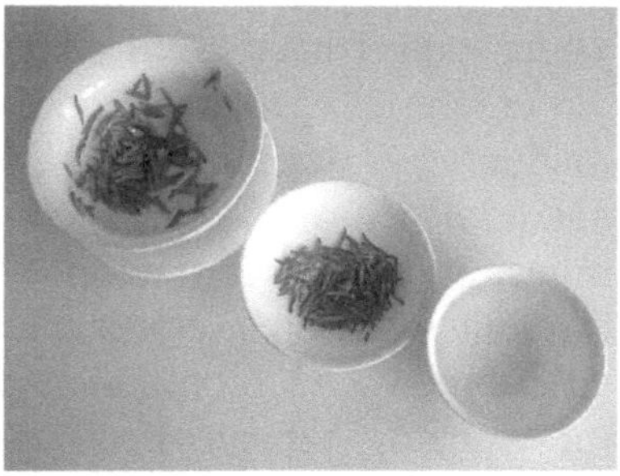

té verde [i2]

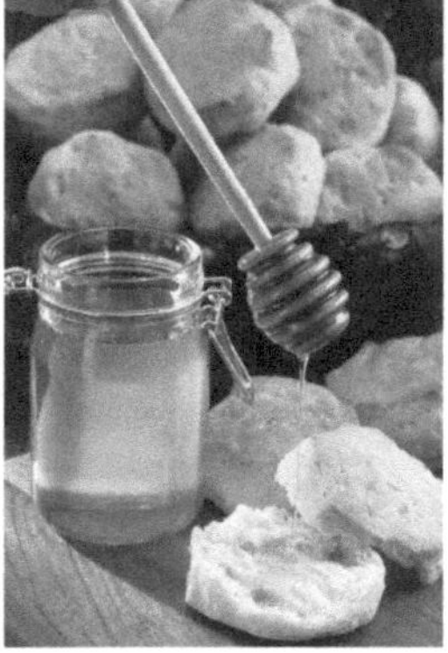

Miel [i3]

calienta suavemente la leche y añade algunos hilos de azafrán; es importante que la leche no hierva, sino que se caliente ligeramente. Otra combinación de aromas interesante se encuentra en la conexión de plátanos con ghee [s25]. Esta combinación, a primera vista inusual, crea un equilibrio perfecto entre notas dulces y cremosas. En la aplicación práctica, puede cortar plátanos maduros en rodajas y rociarlos con una cucharadita de ghee calentado; es un refrigerio rico en nutrientes, especialmente adecuado para personas con digestión débil. La combinación de granos enteros con verduras [s25] no solo ofrece un suministro equilibrado de nutrientes, sino también un perfil de aromas complejo. Es importante ajustar las especias a ambos componentes. Por ejemplo, las notas especiadas de Comino armonizan especialmente bien con el arroz integral, mientras que las hierbas mediterráneas complementan óptimamente las verduras. Un aspecto especial de la combinación armoniosa de aromas se muestra en la conexión de yogur con frutas [s25]. Aquí es importante equilibrar la nota ácida del yogur con la dulzura natural de las frutas. Consejo práctico: utilice frutas maduras y de temporada y combínelas con yogur natural sin azúcar añadido. El arte de la combinación armoniosa de aromas también se muestra en la preparación de tés de especias [s26]. Aquí se pueden unir diferentes sabores como picante, afrutado y floral en una composición equilibrada. Al componer, debe asegurarse de que los componentes individuales tengan tiempos de infusión similares para garantizar una liberación uniforme de aromas. La combinación de miel con agua tibia [s25] es otro ejemplo de una combinación armoniosa de aromas con beneficios para la salud. Es importante que el agua no esté demasiado caliente, ya que de lo contrario se pueden perder propiedades valiosas de la miel. La temperatura ideal es de aproximadamente 40°C.

1. 3. 3. Proporciones equilibradas de mezclas

El arte de las proporciones equilibradas en la ciencia de las especias ayurvédicas se basa en relaciones de cantidades precisas y su hábil ajuste. Tanto los aspectos de sabor como los de salud juegan un papel central. El equilibrio adecuado es crucial para la óptima efectividad de las especias. Un principio fundamental es la relación de 2:1 entre componentes grasos y endulzantes [s27]. Esto se manifiesta, por ejemplo, en la preparación de dulces ayurvédicos, donde el ghee y la miel se combinan en esta proporción. Esta proporción ha demostrado ser especialmente digestiva y minimiza posibles efectos no deseados de la combinación. En la implementación práctica de mezclas de especias, es importante entender que las recetas base sirven como punto de partida, pero pueden ser ajustadas individualmente [s28]. Por ejemplo, al preparar una mezcla clásica de curry, puede aumentar la proporción de especias calentadoras como el jengibre si desea un efecto más calentador. Inversamente, se puede aumentar la proporción de componentes refrescantes como el cilantro para hacer la mezcla más equilibrada. El almacenamiento de las mezclas de especias juega un papel decisivo en la preservación de las proporciones equilibradas. Los recipientes herméticos en un lugar fresco y oscuro son esenciales [s28]. Esto evita que los componentes individuales pierdan su potencia a través de la oxidación o la humedad, alterando así la relación cuidadosamente equilibrada. Un consejo práctico: utilice frascos de vidrio oscuro con tapa de rosca y etiquételos con la fecha y la composición exacta. Otro aspecto importante es la cocción conjunta de varios ingredientes [s27]. Por ejemplo, al preparar una mezcla de especias para legumbres, combinaciones potencialmente difíciles de digerir pueden armonizarse mediante la cocción conjunta. Esto genera un efecto sinérgico que aumenta la digestibilidad de los platos. El ajuste fino de las proporciones de mezcla también debe considerar la constitución individual. Las personas con un fuego digestivo fuerte generalmente toleran mezclas de especias más intensas, mientras que las personas con digestión sensible se benefician de combinaciones más equilibradas y suaves. Experimente aquí con precaución y documente sus experiencias. Al producir grandes cantidades de mezclas de especias, se recomienda primero preparar una pequeña cantidad de prueba y probarla antes de preparar toda la mezcla. De este modo, puede ajustar las proporciones sin desperdiciar grandes cantidades de las valiosas especias. La frescura de los componentes individuales también es crucial para el éxito de la mezcla. Utilice especias recién molidas siempre que sea posible y preste atención a las diferentes duraciones de conservación. Mientras que especias robustas como la cúrcuma mantienen su potencia durante varios meses, componentes más delicados como el cardamomo molido deben renovarse con mayor frecuencia. Un enfoque práctico es trabajar con una mezcla base que luego se complemente según la situación. Esta mezcla base contiene los componentes principales en proporciones equilibradas y puede ser refinada con especias adicionales según sea necesario. Esto permite un ajuste flexible sin alterar el equilibrio fundamental. La revisión y ajuste regular de las proporciones de mezcla es parte de la práctica ayurvédica. Los cambios estacionales, las necesidades individuales y la calidad de las especias disponibles pueden requerir ajustes finos. Manténgase atento a las señales de su cuerpo y a los efectos de las especias.

Resumen - 1. 3. Combinaciones de especias

- La ciencia de las especias ayurvédicas se basa en el efecto energético de cada especia en el cuerpo, más allá del simple sabor.
- Los cinco sabores básicos deben estar equilibrados en una mezcla de especias para curry: el dulce cardamomo, el salado comino, el ácido cilantro, el amargo cúrcuma y la nota umami del comino tostado.
- La energía de calor y frío de las especias sigue la temporada: en verano, se prefieren las especias refrescantes como el cilantro y el hinojo, mientras que en invierno se utilizan más las especias calentadoras como el jengibre y la canela.
- La proporción de especias dominantes como el cúrcuma en relación con la base es de aproximadamente 40%, mientras que los sabores más sutiles como el cardamomo representan solo el 5-10%.
- Tostar ligeramente las especias enteras antes de molerlas intensifica considerablemente el aroma.
- La combinación de ghee con arroz optimiza la absorción de nutrientes.
- El té verde con limón no debe ser preparado demasiado caliente y el limón debe añadirse solo después de la infusión.
- En mezclas de té, se ha demostrado que una proporción de 30% de frutas a 70% de componentes base es óptima.
- La leche con azafrán debe ser calentada ligeramente y no hervida para obtener un efecto óptimo.
- La proporción fundamental de 2:1 entre componentes grasos y endulzantes minimiza los efectos no deseados.
- Los frascos de vidrio oscuro con tapa de rosca son óptimos para el almacenamiento de mezclas de especias.

Revisión - 1. Fundamentos de las especias ayurvédicas

- La ciencia de las especias ayurvédicas distingue seis sabores fundamentales (Rasa), que se componen de combinaciones específicas de elementos. Cada sabor actúa directamente sobre los doshas e influye en los sistemas del cuerpo a través de su calidad energética. El efecto térmico de las especias se divide en propiedades calentadoras y refrescantes, que afectan el potencial de oxidación y la dilatación de los vasos sanguíneos. La pimienta negra, como especia clásicamente calentadora, aumenta la circulación sanguínea y alivia la rigidez muscular y articular. El cilantro, como especia refrescante, tiene un efecto desintoxicante y es especialmente adecuado para platos veraniegos. La calidad de las especias se puede determinar a través de características sensoriales como el color, el olor y la textura. Las especias de alta calidad desarrollan rápidamente su aroma característico al ser tostadas, mientras que las de baja calidad reaccionan de manera lenta. El procesamiento tradicional de la cúrcuma se lleva a cabo mediante un complejo proceso de cocción y secado bajo condiciones alcalinas específicas. Las mezclas de especias siguen el principio de equilibrio entre los cinco sabores básicos y consideran la energía de calentamiento y enfriamiento. La proporción fundamental de mezcla de 2:1 entre componentes grasos y endulzantes ha demostrado ser especialmente digestiva. La combinación de ghee con arroz no solo optimiza el sabor, sino también la absorción de nutrientes. La unión de azafrán con leche caliente despliega un efecto relajante. Mientras que estos principios fundamentales de la ciencia de las especias son ya fascinantes, solo el examen detallado de especias individuales revela su verdadera complejidad y profundidad terapéutica.

2. 0. 0. Especias individuales y sus propiedades

El mundo de las especias ha fascinado a la humanidad durante milenios. Pero, ¿qué hace que las especias individuales sean tan especiales y cómo despliegan sus efectos específicos en el organismo humano? Desde el poder curativo del jengibre hasta el efecto estimulante del metabolismo de la cúrcuma y las propiedades digestivas del comino, cada especia posee un perfil único de sustancias bioactivas. Mientras la ciencia moderna descifra cada vez más los mecanismos moleculares de estas especias, surge la pregunta: ¿Cómo se pueden combinar de manera sensata el conocimiento tradicional y los resultados de la investigación actual? ¿Qué papel juegan la calidad, el origen y el almacenamiento adecuado en la efectividad? ¿Y cómo podemos integrar de manera óptima el potencial terapéutico de las especias en nuestra vida cotidiana? Las siguientes exposiciones iluminan las especias más importantes de la tradición ayurvédica en detalle, desde su origen botánico hasta su composición química y sus posibilidades de aplicación práctica en la cocina y la medicina. Así queda claro: el conocimiento sobre las propiedades específicas de cada especia abre perspectivas completamente nuevas para su uso dirigido.

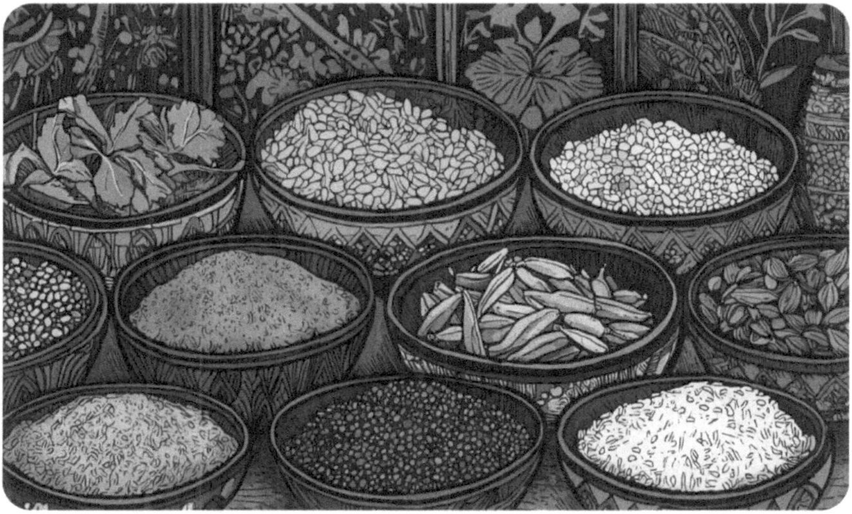

2. 1. 0. Especias de raíz

Las especias de raíz son algunos de los representantes más fascinantes del mundo de las especias. Pero, ¿qué las hace tan especiales? Sus órganos de almacenamiento subterráneos albergan una asombrosa variedad de sustancias bioactivas que son efectivas no solo en sabor, sino también en terapias. ¿Cómo se diferencian las distintas especias de raíz en su efecto? ¿Qué papel juegan en la medicina ayurvédica? Desde la picante raíz de jengibre hasta la cúrcuma de color dorado y el dulce galanga, cada una de estas especias ha desarrollado su propia historia y propiedades específicas. Surge la pregunta de cómo se pueden utilizar y combinar estas especias de manera óptima para desplegar completamente sus efectos beneficiosos para la salud. La ciencia moderna confirma cada vez más el conocimiento tradicional sobre las especias de raíz y abre nuevas perspectivas para su aplicación. Un examen más detallado de estas notables plantas revela una fascinante interacción entre tradición e innovación en el estudio de las especias.

> *„El rábano picante se conoce en Ayurveda como Vajramula y se valora por sus propiedades altamente calefactoras.“*

2. 1. 1. Jengibre y sus aplicaciones

El jengibre, una fascinante especia de raíz con una tradición milenaria, es una de las especias más consumidas en todo el mundo [s29]. Su uso se remonta a la antigüedad, con su introducción en la cuenca del Mediterráneo ya en el siglo I d.C. [s30]. El rizoma de esta notable planta alberga una abundancia de componentes bioactivos conocidos por sus diversos efectos beneficiosos para la salud [s31]. El característico sabor picante y casi a pimienta del jengibre se desarrolla sin la intensa pungencia de otras especias [s31]. En la cocina, el jengibre se encuentra en varias formas: fresco, seco, encurtido, confitado o en polvo [s29]. Un consejo práctico para almacenar jengibre fresco: envuélvalo en un paño de cocina húmedo y guárdelo en el cajón de verduras del refrigerador, así se mantendrá fresco hasta por tres semanas. Particularmente notables son las aplicaciones medicinales del jengibre. La investigación confirma su eficacia en varios tipos de náuseas [s32]. Para las mujeres embarazadas con náuseas matutinas, se recomienda preparar un té suave de jengibre: vierta agua caliente sobre 2-3 rodajas finas de jengibre fresco y déjelo reposar de 5 a 10 minutos. El jengibre también ha demostrado ser eficaz contra el mareo por movimiento [s33] - aquí se pueden tomar trozos de jengibre confitado o cápsulas de jengibre como medida preventiva antes del viaje. Las propiedades antiinflamatorias del jengibre son especialmente interesantes para las personas con enfermedades inflamatorias crónicas como la artritis [s34]. Una bebida reconfortante de jengibre y cúrcuma puede ser de gran ayuda: combine una cucharadita de jengibre fresco rallado con una pizca de cúrcuma y pimienta negra en agua caliente [s35]. Para apoyar el sistema inmunológico, es especialmente efectiva una combinación de jengibre, canela y clavos [s31]. Se puede preparar fácilmente una bebida correspondiente: hierva brevemente las especias en agua y disfrútela caliente o fría, según su preferencia personal. Al usar jengibre, se deben tener en cuenta algunos aspectos importantes. Los posibles efectos secundarios como acidez estomacal, diarrea o irritación bucal pueden ocurrir, especialmente en dosis altas [s33]. Las personas que toman anticoagulantes, medicamentos para la diabetes o para la presión arterial deben consultar a su médico antes de consumir jengibre regularmente [s33]. Un aspecto interesante de la cocina tradicional es el uso de rodajas de jengibre entre los platos para limpiar el paladar [s30]. Esta práctica se puede integrar fácilmente en menús modernos: sirva rodajas de jengibre finamente cortadas y ligeramente saladas como limpiador de paladar entre los diferentes platos. La combinación de jengibre con otras especias puede potenciar sus propiedades beneficiosas. En particular, la conexión con la cúrcuma ha demostrado ser efectiva en la reducción de la inflamación [s35]. Un aceite de especias ayurvédico se puede preparar fácilmente: caliente suavemente aceite de coco de alta calidad con jengibre rallado y una pizca de cúrcuma, ideal para masajes o como aceite para sazonar. Los compuestos bioactivos en el jengibre, especialmente los gingeroles, muestran efectos prometedores en el tratamiento de la diabetes tipo 2 al mejorar los niveles de azúcar en sangre [s35]. Un consumo regular y moderado de jengibre puede ser de gran ayuda. Para aprovechar al máximo los beneficios para la salud, la preparación adecuada es crucial. El jengibre fresco debe lavarse bien antes de su uso y pelarse según la receta. El almacenamiento del polvo de jengibre seco se realiza mejor en un recipiente hermético en un lugar fresco y oscuro.

Glosario

bioactivo
Sustancias naturales que influyen en los procesos biológicos en el cuerpo y tienen un efecto fisiológico

Gingerol
Los principales compuestos picantes en el jengibre, químicamente relacionados con la capsaicina del chile, responsables del sabor característico

Limpiador de paladar
Una experiencia de sabor neutralizante entre los diferentes platos de un menú, que refresca el paladar y prepara para nuevas impresiones de sabor

Rizoma
Un sistema de tallo subterráneo que crece horizontalmente en una planta, que sirve como órgano de almacenamiento y puede formar nuevos brotes

2. 1. 2. Cúrcuma como especia medicinal

La cúrcuma, una fascinante especia medicinal con una tradición de casi 4000 años [s36], pertenece a la familia de las zingiberáceas y se origina en el sudeste asiático [s37]. La raíz de color dorado contiene aproximadamente un 3% de compuestos bioactivos [s38], responsables de sus notables propiedades terapéuticas. Es especialmente destacable el efecto antiinflamatorio de la cúrcuma, mediado por diversos mecanismos [s39]. En deportistas, se ha demostrado que incluso una dosis baja puede aliviar la inflamación y el dolor muscular inducidos por el ejercicio [s40]. Un consejo práctico para los atletas: después de un entrenamiento intenso, se recomienda una taza de leche dorada: calienta leche vegetal con una cucharadita de cúrcuma en polvo y una pizca de pimienta negra. La bioavailability de la cúrcuma representa un desafío particular. Debido a su mala absorción y rápida metabolización en el cuerpo [s40], es importante combinar la especia adecuadamente. La adición de pimienta negra puede aumentar la biodisponibilidad hasta en un 2000% [s40]. Una receta probada para una óptima absorción: mezcla cúrcuma en polvo con un poco de aceite de oliva y una pizca de pimienta negra. En dermatología, la cúrcuma muestra efectos prometedores. Estudios demuestran mejoras en diversas enfermedades de la piel como el acné, psoriasis y dermatitis atópica [s41]. Para uso externo, puedes preparar una mascarilla facial calmante: mezcla una cucharadita de cúrcuma en polvo con yogur y un poco de miel. En casos de problemas digestivos y enfermedades inflamatorias intestinales como colitis ulcerosa y enfermedad de Crohn, la cúrcuma también puede tener un efecto beneficioso [s42]. La raíz medicinal mejora la permeabilidad de la mucosa intestinal y protege contra toxinas y bacterias [s37]. Un té digestivo se puede preparar fácilmente: hierve raíz de cúrcuma fresca con jengibre y una rama de canela. También son notables los efectos positivos sobre la salud cerebral. La cúrcuma podría mejorar el estado de ánimo y promover la liberación de "hormonas de la felicidad" [s38]. En el tratamiento del Alzheimer, otro componente activo muestra efectos prometedores al apoyar la reparación celular [s38]. Las propiedades antioxidantes de la cúrcuma [s43] la convierten en un valioso medio anti-envejecimiento. Protege las células de daños y puede reducir los signos de envejecimiento [s38]. Una bebida rejuvenecedora para comenzar el día: mezcla cúrcuma en polvo con jugo de naranja recién exprimido y una cucharadita de aceite de linaza. En la investigación del cáncer, la cúrcuma muestra resultados prometedores al inhibir el crecimiento tumoral y promover la apoptosis de las células cancerosas [s36] [s44]. También en el tratamiento de la tiroides, la cúrcuma puede tener un efecto beneficioso gracias a sus propiedades antiinflamatorias [s45]. A pesar de los diversos efectos positivos, se deben tener en cuenta algunas precauciones. Dosis demasiado altas pueden causar malestar estomacal y náuseas [s45]. Las personas con ciertas condiciones preexistentes o que toman medicamentos deben consultar a su médico antes de usarla regularmente. Para un efecto óptimo, se recomienda la ingesta regular y moderada en combinación con sustancias de apoyo [s40]. Una mezcla equilibrada de especias para curry se puede preparar en casa: mezcla cúrcuma en polvo con pimienta negra, comino, cilantro y canela, ideal para la cocina diaria.

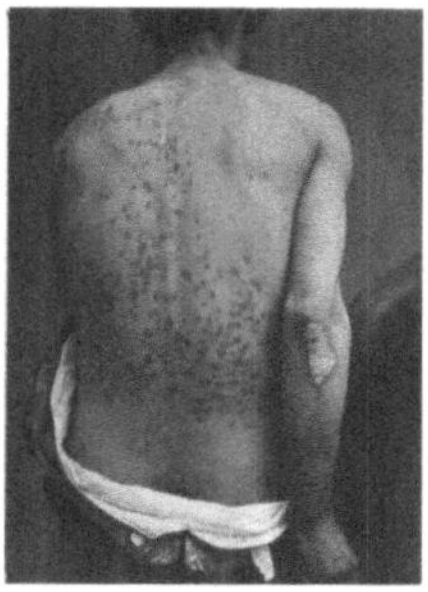

Psoriasis [i4]

Glosario

Apoptosis

La muerte celular programada, un proceso natural para eliminar células dañadas o que ya no son necesarias del organismo

Biodisponibilidad

La proporción de un principio activo que se absorbe sin cambios en el cuerpo y está disponible en el sitio de acción

Colitis ulcerosa

Una enfermedad intestinal crónica en la que la mucosa del colon se inflama recurrentemente y forma úlceras

Enfermedad de Crohn

Una inflamación crónica que puede afectar todas las capas de la pared intestinal y puede ocurrir en todas las secciones del tracto digestivo

Psoriasis

Una enfermedad de la piel no contagiosa que se caracteriza por áreas de piel enrojecidas y muy escamosas

2. 1. 3. Galanga y sus propiedades

La galanga, una fascinante especia de raíz de la familia de las Zingiberaceae, está estrechamente relacionada con el jengibre y la cúrcuma, y es especialmente valorada en la cocina del sudeste asiático [s46]. La denominación científica Alpinia galanga indica su pertenencia botánica, siendo capaz de alcanzar impresionantes alturas de hasta 1,80 metros [s47]. El rhizom se caracteriza por su sabor complejo: una combinación única de notas picantes, pimentadas y ligeramente dulces, complementadas por sutiles matices de pino y cítricos [s46]. Esta diversidad de sabores convierte a la galanga en una especia valiosa en la cocina moderna. Para su uso óptimo, se debe asegurar que los rizomas estén firmes e intactos. Con un almacenamiento adecuado en el refrigerador, se mantienen frescos durante aproximadamente una semana [s47].

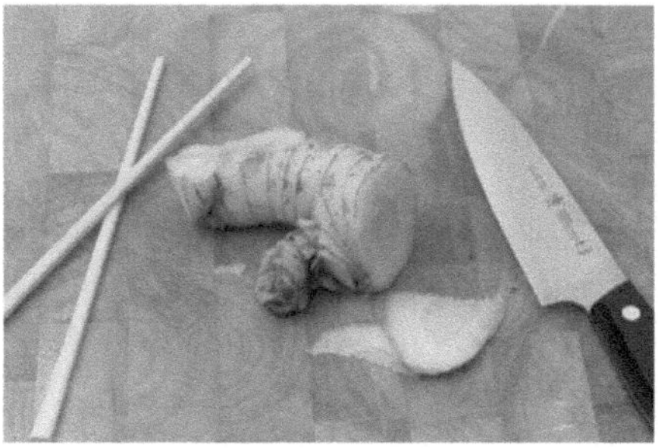

Galanga [i5]

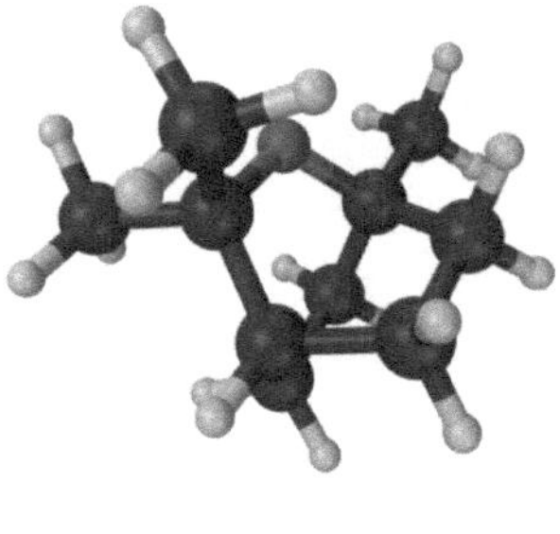

Eucaliptol [i6]

Particularmente notables son las diversas propiedades medicinales de la galanga. La raíz produce aceites esenciales con compuestos biológicamente activos, siendo el 1,8-Cineol o Eucaliptol algunos de los fitocompuestos más importantes [s48]. Un consejo práctico para su aplicación: prepare un té digestivo vertiendo agua caliente sobre raíz de galanga finamente cortada y dejándola reposar durante 10 minutos. Las propiedades antioxidantes de la galanga son impresionantes. La raíz contiene sustancias valiosas como la quercetina y el ácido gálico, que pueden proteger contra infecciones y prevenir enfermedades crónicas [s49]. Para una absorción óptima de los antioxidantes, se recomienda combinarla con alimentos grasos, ya que los compuestos bioactivos son lipofílicos. En la medicina tradicional, la galanga es valorada por un amplio espectro de aplicaciones. Sus propiedades carminativas, antipiréticas y antiinflamatorias la convierten en un remedio versátil [s50]. Un remedio casero eficaz para problemas digestivos es una mezcla de galanga y jugo de lima, utilizada como tónico en algunas partes del sudeste asiático [s47]. También es interesante su efecto positivo en la salud cerebral. La galanga puede mejorar la alerta y la concentración [s49]. Para personas con alta carga mental, se recomienda un té matutino revitalizante: combine galanga con té verde y una rodaja de limón. Las propiedades antibacterianas y antifúngicas hacen de la galanga un valioso apoyo para el sistema inmunológico [s50]. Ante los primeros signos de un resfriado, un té de galanga y jengibre puede ser útil: hierva ambas raíces brevemente y añada un poco de miel. También son notables los posibles efectos anticancerígenos. Los antioxidantes en la raíz pueden inhibir potencialmente las células tumorales y prevenir su propagación [s49]. Para un efecto preventivo, se recomienda la integración regular de la galanga en la dieta diaria. La extracción de los valiosos aceites esenciales puede optimizarse mediante tecnologías modernas, siendo su alta hidrofobia un aspecto que requiere especial atención [s48]. Estos aceites tienen diversas aplicaciones en los campos de la agricultura, la alimentación, la farmacia y el cuidado personal. Para la salud del corazón, la galanga también ofrece perspectivas interesantes. La raíz puede reducir los niveles de colesterol y

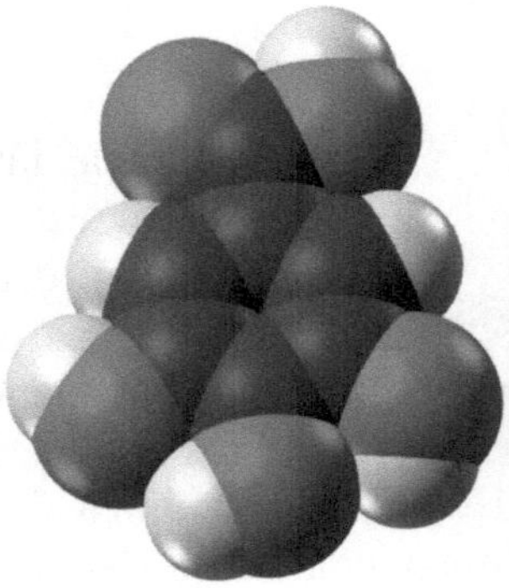

Ácido gálico [i7]

mejorar la circulación sanguínea [s46]. Una bebida fortalecedora para el corazón se puede preparar fácilmente: combine polvo de galanga con agua tibia y una pizca de canela.

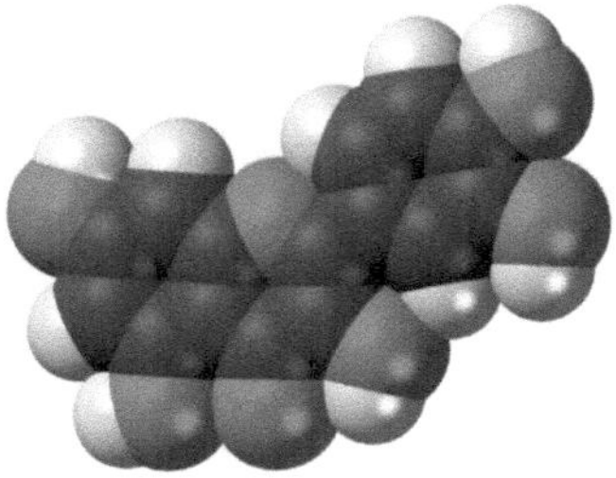

Quercetina [i8]

Glosario

Antipirético
Un efecto febril de los remedios que normaliza la temperatura corporal en valores elevados.

Carminativo
Una propiedad de los remedios que reduce la hinchazón y los gases digestivos y promueve su expulsión.

Hidrofobia
La propiedad de las sustancias de repeler el agua o no mezclarse con ella. Estas sustancias también se denominan hidrofóbicas o lipofílicas.

Zingiberaceae
Una familia de plantas de las zingiberáceas, que incluye muchas plantas aromáticas. La familia comprende alrededor de 50 géneros y más de 1,300 especies, que se encuentran principalmente en regiones tropicales y subtropicales.

2. 1. 4. Raíz de regaliz como especia

La raíz de regaliz (Glycyrrhiza glabra) es una especia de raíz fascinante con una historia notable que se remonta a la antigüedad [s51]. Su área de distribución principal se extiende por Grecia, Turquía y Asia Occidental, donde se cultiva como planta perenne [s51]. El sabor característico recuerda a una mezcla de anís y hinojo [s52], siendo el compuesto activo glicirricina responsable de la intensa dulzura: es aproximadamente 50 veces más dulce que el azúcar convencional [s51]. En la cocina, la raíz de regaliz se puede utilizar de manera versátil. Para preparar un té aromático, por ejemplo, puede verter pequeñas piezas de la raíz seca con agua caliente y dejar reposar durante unos 10 minutos. La raíz también es excelente para realzar postres o como edulcorante natural en bebidas. Un consejo práctico: use la raíz en combinación con otras especias como canela o anís estrellado para lograr notas de sabor más complejas. Las propiedades medicinales de la raíz de regaliz son impresionantemente diversas. Tiene efectos antiinflamatorios, antibacterianos, antivirales y antioxidantes [s53]. Es especialmente notable su efecto como expectorante: ayuda a eliminar el exceso de moco de las vías respiratorias [s51]. En caso de síntomas de resfriado, puede preparar un té para la tos reconfortante: combine raíz de regaliz con jengibre fresco y una rodaja de limón. En la medicina tradicional china, la raíz de regaliz se valora como un adaptógeno que aumenta la resistencia al estrés del cuerpo [s51]. Para un efecto equilibrante, se recomienda la ingesta regular de té de regaliz, idealmente por la mañana o a primera hora de la tarde. Tenga en cuenta que se debe evitar el consumo excesivo. La raíz también se utiliza

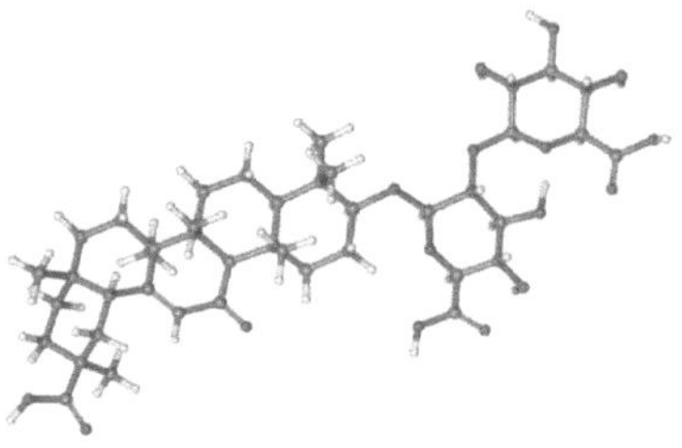

Glicirricina [i9]

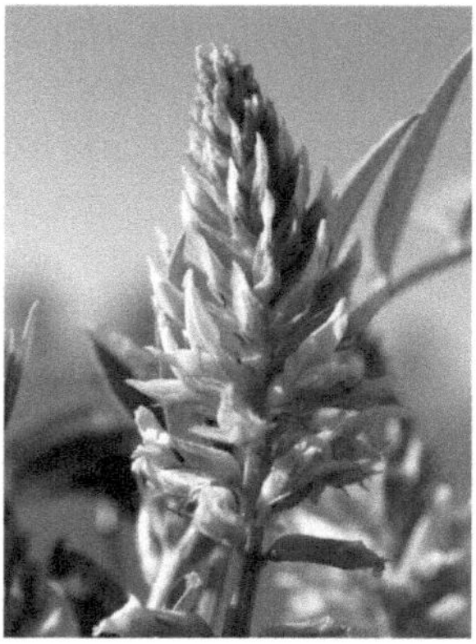

Raíz de regaliz [i10]

en el tratamiento de trastornos gastrointestinales. Puede tener un efecto calmante en úlceras gástricas y duodenales [s53]. Un té digestivo reconfortante se puede preparar fácilmente: combine raíz de regaliz con menta y flores de manzanilla. En cosmética, la raíz de regaliz es valorada por sus propiedades blanqueadoras y mejoradoras de la elasticidad de la piel [s53]. Puede hacer una mascarilla facial nutritiva mezclando polvo de raíz de regaliz con miel y un poco de yogur. La importancia de la raíz de regaliz en la medicina ayurvédica y Siddha subraya su versatilidad como remedio [s54]. Tradicionalmente, se utiliza en diversas preparaciones, a menudo en combinación con otras plantas medicinales. Una receta ayurvédica clásica es la combinación de raíz de regaliz con tulsi (albahaca sagrada) y jengibre como un tónico fortalecedor. Al usar raíz de regaliz, se deben tener en cuenta algunos aspectos importantes. Para un almacenamiento óptimo, guarde las raíces secas en un lugar fresco y seco en un recipiente hermético. De esta manera, las raíces pueden conservar su potencia aromática durante varios meses. La integración de la raíz de regaliz en la dieta moderna ofrece posibilidades emocionantes. Por ejemplo, puede crear una bebida refrescante de verano combinando té de regaliz con menta y limón, y servirlo frío. También se puede utilizar creativamente como edulcorante natural en batidos o postres.

Glosario

Adaptógeno
Sustancias naturales que ayudan al cuerpo a adaptarse mejor a las tensiones físicas y emocionales, aumentando la resiliencia.

Expectorante
Un compuesto o medicamento que ayuda a la eliminación de moco de los bronquios y los pulmones, facilitando la expectoración.

Glicirricina
Un edulcorante natural de la raíz de regaliz, también conocido como E958, que se utiliza en la industria alimentaria como edulcorante.

2. 1. 5. Rábano picante en Ayurveda

En la comprensión ayurvédica, el rábano picante (sánscrito: Vajramula) se clasifica como una especia poderosa con propiedades fuertemente calefactoras [s55]. Su intensa picantez y efecto penetrante lo convierten en una herramienta importante en la medicina ayurvédica, especialmente cuando se trata de estimular el fuego digestivo (agni) y reactivar procesos estancados en el cuerpo. La tradición ayurvédica valora el rábano picante especialmente por su capacidad para estimular de manera sostenible el fuego digestivo. Esto se manifiesta en la práctica, especialmente en personas con digestión lenta [s55]. Un consejo de aplicación comprobado es la preparación de una pasta de especias que favorezca la digestión: para ello, se mezcla rábano picante recién rallado con una pizca de sal y un poco de jugo de limón. Solo una pequeña cantidad de esta pasta antes de la comida puede aumentar notablemente la fuerza digestiva. En la terapia de limpieza ayurvédica, el rábano picante juega un papel importante en la eliminación de ama (residuos metabólicos no digeridos y toxinas) [s55]. Su picantez penetrante ayuda a disolver y eliminar depósitos persistentes. Un consejo práctico para una aplicación depurativa: mezcle una cucharadita de rábano picante recién rallado con agua tibia y beba esta mezcla por la mañana en ayunas. Particularmente notable es el efecto del rábano picante en infecciones del tracto urinario [s56]. Los compuestos bioactivos presentes pueden combatir eficazmente las bacterias patógenas y prevenir su entrada en las células. Para una aplicación de apoyo en infecciones del tracto urinario, se recomienda la preparación de una bebida terapéutica: mezcle media cucharadita de rábano picante recién rallado con un vaso de agua tibia y un poco de miel. La medicina ayurvédica también enfatiza la importancia de la dosificación correcta y la constitución individual. Las personas con un pittadosha dominante deben disfrutar del rábano picante solo con moderación, ya que su efecto calefactor puede llevar a desequilibrios en ellos. Un consejo equilibrante: combine el rábano picante con hierbas refrescantes como el cilantro o la menta. Para la óptima efectividad y conservación del rábano picante fresco, hay algunas pautas importantes: la raíz debe estar firme e intacta, no presentar manchas oscuras y ser almacenada en un lugar fresco. El rábano picante rallado pierde rápidamente su intensidad, por lo que siempre debe prepararse fresco. Un consejo práctico de almacenamiento: envuelva el rábano picante sin procesar en un paño húmedo y guárdelo en el cajón de verduras del refrigerador. La aplicación tradicional del rábano picante también se extiende a su uso externo. En caso de dolores musculares y molestias reumáticas, una compresa de rábano picante puede proporcionar alivio. Para ello, se envuelve rábano picante recién rallado en un delgado paño de algodón y se coloca sobre las áreas afectadas, pero nunca por más de 15 minutos para evitar irritaciones en la piel.

Resumen - 2. 1. Especias de raíz

- El jengibre fue introducido en la cuenca del Mediterráneo ya en el siglo I d.C.
- Los gingeroles bioactivos en el jengibre muestran efectos prometedores en el tratamiento de la diabetes tipo 2.
- La cúrcuma contiene aproximadamente un 3% de compuestos bioactivos.
- La combinación de cúrcuma con pimienta negra aumenta la biodisponibilidad hasta en un 2000%.
- La cúrcuma promueve la apoptosis de las células cancerosas y inhibe el crecimiento tumoral.
- El galanga puede alcanzar alturas de hasta 1,80 metros.
- 1,8-Cineol/eucaliptol son algunos de los fitonutrientes más importantes en la galanga.
- Los aceites esenciales de la galanga se caracterizan por su alta hidrofobicidad.
- El glicirricina en la raíz de regaliz es aproximadamente 50 veces más dulce que el azúcar convencional.
- La raíz de regaliz actúa como un adaptógeno para aumentar la resistencia al estrés.
- El rábano picante se denomina Vajramula en sánscrito.
- La medicina ayurvédica utiliza el rábano picante para la eliminación de Ama (residuos metabólicos).
- Las personas con un dosha Pitta dominante deben disfrutar del rábano picante solo con moderación.

2. 2. 0. Semillas y frutos

El mundo de las semillas y frutas en la ciencia de las especias ayurvédicas abre un fascinante espectro de aromas, efectos curativos y posibilidades culinarias. Pero, ¿qué hace que estas partes de plantas tan discretas sean tan especiales? ¿Cómo se desarrollan en ellas las notas de sabor características que definen nuestros platos? Desde la "reina de las especias", el cardamomo, hasta las versátiles semillas de cilantro y la cotidiana pimienta negra, cada una de estas especias encierra su propia historia y propiedades específicas. La combinación de conocimientos tradicionales y descubrimientos científicos modernos revela constantemente nuevos aspectos de su funcionamiento. Particularmente interesante es la pregunta de cómo estas especias no solo influyen en el sabor, sino que también pueden desplegar efectos terapéuticos. Los siguientes capítulos examinan cada especia en detalle y muestran cómo se pueden aprovechar óptimamente sus diversas propiedades.

> *„Las semillas de cilantro desarrollan, a diferencia de las hojas frescas, un aroma completamente independiente, cálido y especiado, con ligeras notas de limón.“*

2. 2. 1. Cardamomo y su diversidad

El cardamomo, conocido como la "reina de las especias" [s57], pertenece a la familia de las zingiberáceas (zingiberaceae) y tiene una historia de uso que se remonta a miles de años, hasta el 4000 a.C. [s57]. Esta fascinante planta especiera, originaria de la India [s58], se presenta en una notable diversidad que se puede dividir principalmente en dos variantes principales: el cardamomo verde (Elettaria) y el cardamomo negro (Amomum) [s59]. La planta en sí crece como una hierba perenne con rhizomen carnosos y hojas en forma de espada. Sus flores blancas, con matices rosados, se desarrollan en los característicos frutos [s60]. En el cultivo, el cardamomo es exigente: prefiere suelos moderadamente húmedos a húmedos y prospera mejor en semisombra [s60]. Muchos agricultores optan por métodos de cultivo sostenibles y orgánicos [s59], lo que contribuye a la alta calidad del producto final. Las diferencias entre las dos variantes principales son notables: el cardamomo verde se caracteriza por sus pequeñas cápsulas triangulares de color verde pálido y destaca por su aroma dulce y floral. La variante negra, en cambio, se presenta en cápsulas más grandes y alargadas de color marrón, con un sabor característicamente ahumado y terroso [s59]. En el cardamomo verde, además, se distinguen tres variedades naturales: Malabar, Mysore y Vazhuka [s61]. En la aplicación práctica, la versatilidad del cardamomo se manifiesta de manera especialmente clara. Para obtener resultados óptimos de sabor, se recomienda utilizar cardamomo verde en postres, productos de panadería y platos de arroz. Un consejo práctico: triture las semillas justo antes de usarlas para conservar todo su aroma. El cardamomo negro, por otro lado, despliega su máximo potencial en platos salados como currys de carne y sopas [s59]. Un ejemplo particularmente popular es su uso en la preparación tradicional del Masala Chai, donde el cardamomo verde revela su nota característica [s61]. Los aspectos de salud del cardamomo son impresionantemente diversos. La planta contiene componentes bioactivos importantes como Diindolilmetano (DIM) y Indol-3-Carbinol (IC3) [s57], que poseen propiedades potenciales contra el cáncer. El cineol presente apoya al cuerpo en la lucha contra virus, bacterias e infecciones fúngicas [s62]. En la medicina ayurvédica, el cardamomo se utiliza tradicionalmente para una variedad de dolencias, desde problemas digestivos hasta enfermedades respiratorias y el tratamiento de infecciones de encías [s63]. Curiosamente, Guatemala se ha establecido como uno de los principales productores y exportadores, junto a las tradicionales áreas de cultivo asiáticas, siendo la calidad guatemalteca a menudo considerada superior [s58]. Esto subraya la importancia global de esta valiosa especia. Para el almacenamiento práctico, se recomienda guardar el cardamomo en recipientes herméticamente cerrados en un lugar fresco y oscuro. Las cápsulas permanecen aromáticas por más tiempo que las semillas molidas. Otro consejo práctico: para un aroma más intenso, las cápsulas de cardamomo pueden ser ligeramente tostadas en una sartén seca antes de su uso. La combinación con otras especias como la canela, la nuez moscada y los clavos [s64] abre nuevas dimensiones de sabor. Un ejemplo práctico es la preparación del Garam Masala tradicional, donde el cardamomo negro despliega su nota especiada [s61].

2. 2. 2. Semillas de cilantro y sus efectos

Las semillas de cilantro, los frutos maduros del cilantro (Coriandrum sativum L.), son una de las especias más antiguas conocidas y se caracterizan por su notable versatilidad en la medicina tradicional y la cocina [s65]. A diferencia de las hojas frescas, las semillas desarrollan un aroma cálido y especiado, con notas ligeramente cítricas. El efecto terapéutico de las semillas de cilantro se basa en su rica composición de sustancias bioactivas. Es especialmente notable el aceite esencial con su componente principal Linalool, así como varios polifenoles, esteroles y tocoferoles [s66]. Estos ingredientes otorgan a las semillas sus impresionantes propiedades beneficiosas para la salud. En la tradición ayurvédica, las semillas de cilantro son especialmente valoradas en casos de problemas digestivos. Tienen un efecto digestivo y pueden aliviar la hinchazón y la sensación de plenitud [s67]. Un consejo práctico es preparar un té de cilantro: para ello, se vierten aproximadamente dos cucharaditas de semillas ligeramente tostadas y trituradas con agua hirviendo y se dejan reposar durante 10 minutos. Este té se puede beber después de las comidas para apoyar la digestión. También es notable el efecto antiinflamatorio de las semillas de cilantro [s67]. Esta propiedad las hace especialmente valiosas en el tratamiento de diversas enfermedades inflamatorias. En la aplicación tradicional, se utilizan, por ejemplo, en infecciones del tracto urinario, enfermedades respiratorias y problemas de piel [s65]. Investigaciones actuales muestran resultados prometedores en el área de la regulación del metabolismo. Las semillas de cilantro pueden reducir los niveles de azúcar en sangre y mejorar la sensibilidad a la insulina [s66]. Para las personas con diabetes tipo 2, el consumo regular de semillas de cilantro podría ser beneficioso. Un enfoque práctico es la integración de semillas de cilantro molidas en la dieta diaria, por ejemplo, como especia en curries o como ingrediente en mezclas para pan. La atención especial también merece el efecto positivo sobre el sistema cardiovascular. Las semillas pueden contribuir a reducir los niveles elevados de colesterol y tienen propiedades

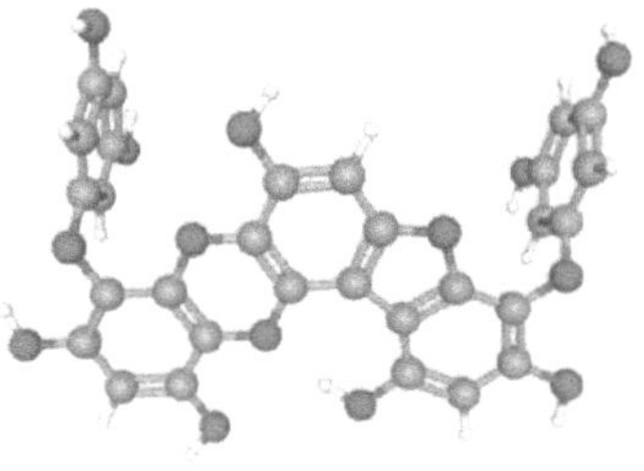

Polifenoles [i11]

reguladoras de la presión arterial [s68]. En la cocina, las semillas de cilantro se pueden utilizar de manera versátil, desde la mejora de platos de carne y pescado hasta la aromatización de bebidas y postres [s67]. Para las mujeres, las semillas de cilantro son especialmente interesantes, ya que se utilizan tradicionalmente en casos de molestias menstruales y pueden favorecer la producción de leche en madres lactantes [s68]. Un remedio casero tradicional es la combinación de semillas de cilantro con hinojo y comino como un té reconfortante. Para un uso óptimo de las propiedades curativas, el almacenamiento y procesamiento adecuados son cruciales. Las semillas deben almacenarse en un lugar seco y protegido de la luz. Para liberar su aroma completo, es mejor tostarlas ligeramente en una sartén sin grasa justo antes de usarlas y luego triturarlas en un mortero. Estudios más recientes también sugieren un posible potencial antitumoral de las semillas de cilantro [s68]. Aunque estos hallazgos requieren más investigación, subrayan los diversos aspectos saludables de esta especia tradicional. El efecto calmante de las semillas de cilantro las convierte en un valioso remedio natural para la ansiedad y los trastornos del sueño [s65]. Un consejo para un ritual relajante por la noche es preparar un té de cilantro y lavanda antes de dormir.

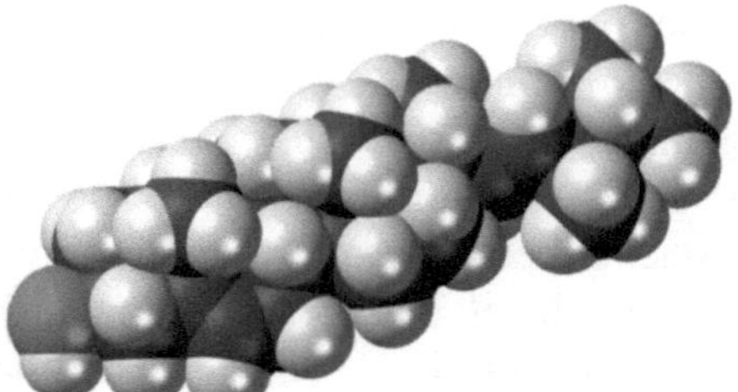

Esteroles [i12]

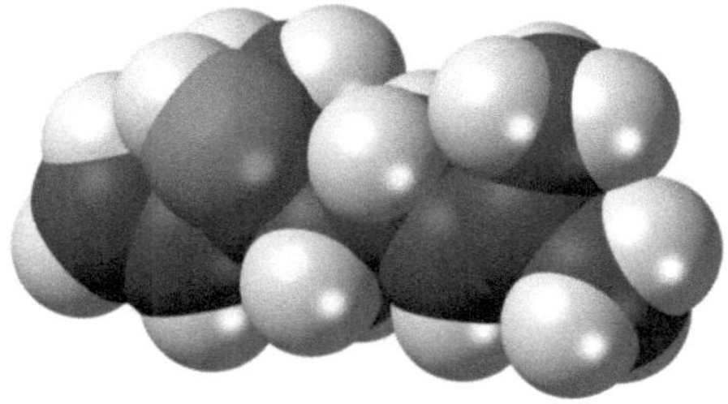

Linalol [i13]

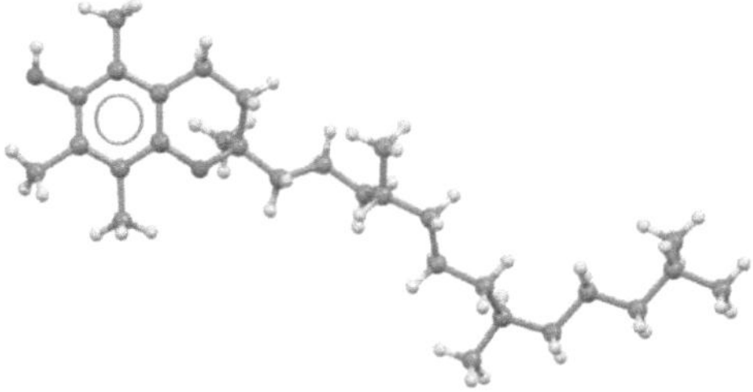

Tocoles [i14]

Glosario

Estero
Sustancias grasas vegetales que son estructuralmente similares al colesterol y desempeñan un papel importante en la estabilidad de la membrana celular.

Linalool
Un terpenoalcohol que se encuentra de forma natural no solo en el cilantro, sino también en la lavanda y el albahaca. Tiene una nota floral y fresca y se utiliza en aromaterapia para la relajación.

Polifenol
Compuestos vegetales secundarios con efecto antioxidante, que protegen las células vegetales y desempeñan un papel importante como captadores de radicales en la dieta humana.

Toco
Un grupo de vitaminas liposolubles que incluye varias formas de vitamina E. Protegen las membranas celulares de daños oxidativos.

2. 2. 3. Comino como especia básica

El comino (Cuminum cyminum) es una de las especias básicas más antiguas y significativas de la cocina y la medicina ayurvédica [s69]. Como planta anual de la familia de las umbelíferas, produce las características semillas aromáticas que se destacan por su aroma único: una combinación de notas a nuez y pimienta [s69] [s70]. En la aplicación práctica, la importancia del comino se manifiesta especialmente en la preparación de platos básicos. Un ejemplo clásico es la preparación tradicional del arroz: aquí, las semillas de comino se tuestan primero en ghee o aceite, hasta que liberan su aroma completo, antes de añadir el arroz [s71]. Este proceso, conocido como "Tadka" o "Chaunk", forma la base aromática de muchos platos. Es importante no tostar las semillas demasiado tiempo; tan pronto como comienzan a desprender su aroma y se tiñen ligeramente, han alcanzado el punto óptimo. La importancia nutricional del comino es notable. Las semillas son ricas en nutrientes esenciales como hierro, zinc y cobre [s71]. Se destaca especialmente su alto contenido de hierro, que puede contribuir a la prevención de la deficiencia de hierro [s72]. Las fibras, proteínas y grasas saludables que contiene hacen del comino un componente valioso de una dieta equilibrada [s72]. En la medicina ayurvédica, el comino es especialmente valorado por sus propiedades digestivas [s71]. En comidas pesadas, la especia ayuda a apoyar la digestión y prevenir molestias como la hinchazón. Un consejo práctico de la aplicación tradicional es la preparación de un té digestivo: para ello, se vierte una cucharadita de semillas de comino ligeramente tostadas en agua caliente y se deja reposar durante unos 10 minutos. Las propiedades antioxidantes del comino se basan en sus compuestos fenólicos [s72]. Estas sustancias bioactivas contribuyen a los beneficios para la salud y apoyan los mecanismos de defensa del cuerpo. En la cocina moderna, el comino se ha establecido como un ingrediente indispensable en mezclas de especias [s70]. Aporta una profundidad y complejidad de sabor características a curries, sopas y guisos. Para una óptima conservación, se recomienda almacenar las semillas en un recipiente hermético en un lugar fresco y oscuro. Para mantener su aroma completo, las semillas deben ser molidas justo antes de su uso. Un consejo práctico de cocina: tueste una mayor cantidad de semillas de comino a la vez y guárdelas en un recipiente separado, así tendrá el intenso aroma siempre a mano. En la cocina moderna, el comino tiene múltiples usos, desde platos tradicionales hasta innovadoras creaciones de fusión. Un ejemplo popular es la mejora del hummus o de otros dips, donde el comino tostado y molido aporta tanto sabor como beneficios para la salud [s73].

2. 2. 4. Semillas de hinojo y aplicación

Las semillas de hinojo, los frutos maduros del hinojo (Foeniculum vulgare), son una de las especias más antiguas conocidas y se caracterizan por sus diversas aplicaciones en la medicina y cocina ayurvédicas [s74]. Con su perfil de sabor característicamente dulce, especiado y ligeramente amargo [s74], así como su nota anisada [s75], ofrecen un espectro aromático único. En la tradición ayurvédica, las semillas de hinojo ocupan un lugar especial, ya que como hierba tridoshica pueden armonizar los tres doshas [s76] [s74]. Este efecto equilibrante las convierte en una herramienta terapéutica valiosa en la prevención de la salud holística. Su efecto positivo en el sistema digestivo es especialmente notable: fortalecen el fuego digestivo (agni) y alivian diversas molestias gastrointestinales como la hinchazón y los trastornos digestivos [s74]. Una costumbre tradicional en la cultura india que se puede integrar fácilmente en la vida moderna es masticar algunas semillas de hinojo después de las comidas [s76]. Esta práctica no solo apoya la digestión, sino que también contribuye a la salud bucal y puede combatir el mal aliento [s77]. Para una implementación práctica, se recomienda llevar una pequeña caja de semillas de hinojo. El efecto terapéutico de las semillas de hinojo se basa en su impresionante composición de nutrientes. Son ricas en vitaminas, minerales y antioxidantes [s74], que contribuyen a la salud general. Sus propiedades diuréticas y antiespasmódicas [s76] las convierten en un valioso remedio natural. Su capacidad para aclarar congestiones pulmonares [s76] es especialmente interesante, lo que las convierte en un apoyo valioso en enfermedades respiratorias. Para las madres lactantes, las semillas de hinojo son especialmente valiosas, ya que pueden promover la producción de leche [s76]. Un consejo práctico es preparar un té de hinojo: para ello, se vierten de una a dos cucharaditas de semillas ligeramente tostadas en agua hirviendo y se dejan reposar durante unos 10 minutos. Este té se puede beber varias veces al día. En la cocina, la versatilidad de las semillas de hinojo se manifiesta de manera especialmente clara. Son excelentes para refinar sopas de frijoles [s76], donde no solo destacan por su sabor, sino que también muestran óptimamente sus propiedades digestivas. Un consejo práctico para la preparación: las semillas deben ser ligeramente tostadas antes de su uso para liberar todo su aroma. Investigaciones actuales indican que las semillas de hinojo también pueden ayudar en la reducción de peso al estimular el metabolismo y reducir el apetito [s74]. Esta propiedad las convierte en un interesante recurso natural dentro de una dieta equilibrada. Las propiedades antimicrobianas de las semillas de hinojo [s75] amplían aún más su espectro de aplicación. En la práctica, pueden utilizarse, por ejemplo, como conservante natural en mezclas de especias caseras. Para una óptima conservación, las semillas de hinojo deben almacenarse en un recipiente hermético en un lugar fresco y oscuro. Para preservar al máximo su efecto terapéutico y su aroma, se recomienda triturar o moler las semillas justo antes de su uso.

Glosario

antiespasmódico
Un efecto que alivia los espasmos, relajando las contracciones musculares involuntarias y liberando tensiones

diurético
Un efecto que promueve la excreción de agua y sales a través de los riñones

2. 2. 5. Pimienta negra como especia

La pimienta negra (Piper nigrum) no solo es la especia más utilizada en todo el mundo [s78], sino que también tiene una tradición milenaria en la medicina ayurvédica que se remonta a aproximadamente 6000 a.C. [s79]. Su importancia se refleja en su considerable participación en el comercio global de especias, donde junto con la pimienta larga representa aproximadamente el 35% del volumen comercial [s79]. El característico sabor picante y el efecto terapéutico de la pimienta negra se basan principalmente en su contenido de piperina, que oscila entre el 3-9% [s79]. Este alcaloide bioactivo no solo le confiere a la especia su picante característico, sino que también es responsable de sus diversos efectos fisiológicos. Un aspecto fascinante es la capacidad de la piperina para aumentar la biodisponibilidad de diversas sustancias [s78]. Esto convierte a la pimienta negra en un valioso acompañante tanto en la cocina como en la medicina. En la aplicación práctica, la especial importancia de la pimienta negra se manifiesta especialmente en la preparación de alimentos. Un consejo de cocina probado es moler la pimienta justo antes de servir, ya que así se desarrolla mejor todo su aroma. Es particularmente interesante la combinación con alimentos ricos en grasas, donde la pimienta no solo convence en sabor, sino que también apoya la digestión. El efecto digestivo de la pimienta negra se basa en su capacidad para estimular la secreción de enzimas digestivas [s78]. Un consejo práctico de la tradición ayurvédica es usar una pizca de pimienta negra recién molida en agua tibia o té antes de las comidas para fortalecer la capacidad digestiva. Las propiedades terapéuticas de la pimienta negra son impresionantemente diversas. Además de su efecto digestivo, muestra propiedades antioxidantes, antiinflamatorias y antimicrobianas [s78]. En la medicina ayurvédica, se utiliza tradicionalmente para tratar fiebres intermitentes y para promover la secreción de bilis [s79]. La propiedad de la pimienta negra de aumentar la biodisponibilidad de diversas sustancias merece especial atención [s79]. Esto la convierte en un valioso acompañante para la absorción de nutrientes, pero también requiere precaución al tomar medicamentos simultáneamente, ya que su efecto podría verse potenciado [s78]. Para un almacenamiento óptimo, se recomienda comprar pimienta negra en forma de granos enteros y almacenarla en un recipiente hermético en un lugar fresco y oscuro. Un consejo práctico para la cocina: invierta en un molinillo de pimienta de alta calidad con grado de molienda ajustable para lograr la textura óptima según el plato. Investigaciones actuales también sugieren efectos positivos de la pimienta negra en el sistema nervioso y el metabolismo energético [s78]. Aunque estos hallazgos aún requieren más confirmación científica, subrayan el potencial de esta especia tradicional en la salud moderna. Las propiedades termogénicas de la piperina [s79] hacen de la pimienta negra un ingrediente interesante para quienes desean apoyar su metabolismo de manera natural. Un enfoque práctico es integrar pimienta negra recién molida en la dieta diaria, por ejemplo, como condimento para ensaladas o platos calientes.

Glosario

Alcaloide
Un grupo de compuestos orgánicos que contienen nitrógeno de origen vegetal, que a menudo tienen un fuerte efecto fisiológico en el organismo humano.

Piperina
Un compuesto natural del grupo de los alcaloides, que además de en la pimienta, se encuentra en otras especies de pimienta y activa receptores especiales en la lengua que provocan la sensación típica de picante.

termogénico
Se refiere a sustancias o procesos que contribuyen a la generación de calor en el cuerpo y pueden aumentar el metabolismo basal.

Resumen - 2. 2. Semillas y frutos

- El cardamomo pertenece a la familia de las zingiberáceas y se ha utilizado desde el 4000 a.C.
- Guatemala se ha establecido como un productor líder de cardamomo junto a Asia.
- El cardamomo contiene componentes bioactivos como el diindolilmetano y el indol-3-carbinol con propiedades anticancerígenas.
- Las semillas de cilantro contienen linalool como componente principal del aceite esencial.
- Las semillas pueden reducir los niveles de azúcar en sangre y mejorar la sensibilidad a la insulina.
- Estudios recientes sugieren un potencial antitumoral de las semillas de cilantro.
- El comino se tuesta tradicionalmente en ghee durante el proceso de "tadka".
- Los compuestos fenólicos en el comino son responsables del efecto antioxidante.
- Las semillas de hinojo actúan como una hierba tridoshica, armonizando los tres doshas.
- Las propiedades diuréticas y antiespasmódicas hacen del hinojo un valioso remedio.
- La pimienta negra representa aproximadamente el 35% del comercio global de especias.
- El contenido de piperina del 3-9% es responsable de los efectos fisiológicos.
- La piperina aumenta la biodisponibilidad de diversas sustancias en el cuerpo.
- Las propiedades termogénicas de la piperina apoyan el metabolismo.

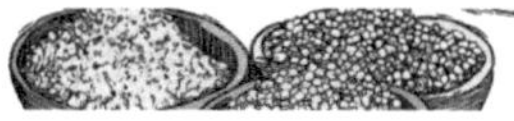
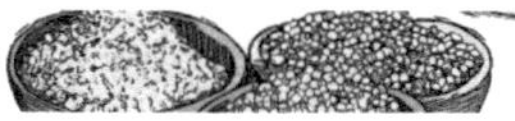

2. 3. 0. Cortezas y flores

Cortezas y flores: ¿qué hace que estas partes de las plantas sean especias tan especiales? Desde la valiosa corteza de canela hasta los preciados hilos de azafrán, la naturaleza ofrece una asombrosa variedad de tesoros aromáticos. Pero, ¿qué procesos bioquímicos les otorgan sus características distintivas? ¿Cómo despliegan su efecto terapéutico en el cuerpo humano? La historia de estas especias está estrechamente relacionada con el desarrollo de diversas tradiciones curativas. Mientras que algunas, como la corteza de canela y los clavos de olor, han sido valoradas durante milenios tanto como remedios como por su uso culinario, otras, como el azafrán, han encontrado su camino en la medicina moderna. Los siguientes capítulos iluminan las fascinantes propiedades de estas especias, desde su composición química hasta sus aplicaciones tradicionales y los hallazgos científicos actuales. Un enfoque especial se centra en su uso práctico en la cocina y la medicina.

> *„Para un kilogramo (450 gramos) de azafrán se necesitan los estigmas de aproximadamente 75,000 flores, que deben ser cosechadas exclusivamente a mano.“*

2. 3. 1. Corteza de canela y su uso

La corteza de canela, obtenida de la corteza interna de árboles del género Cinnamomum, es una de las especias más antiguas y versátiles del mundo [s80]. Su característico sabor cálido y dulce y su agradable aroma [s81] la convierten en un componente indispensable tanto en la aplicación culinaria como terapéutica. En la cocina, la corteza de canela tiene múltiples usos. Especialmente en productos de repostería, postres y bebidas, despliega todo su potencial aromático [s81]. Para obtener el mejor aroma, se recomienda moler las ramas de canela enteras justo antes de su uso. Al preparar bebidas calientes como chai o vino caliente, también puede cocer las ramas de canela directamente y luego retirarlas. La importancia médica de la corteza de canela es impresionante y está bien documentada científicamente. Tradicionalmente, se utiliza para tratar problemas digestivos como cólicos, diarrea y flatulencias [s82]. En caso de ligeras molestias estomacales, por ejemplo, puede preparar un té de canela dejando reposar una rama de canela en agua caliente durante unos 10 minutos. Sin embargo, las mujeres embarazadas deben tener precaución, ya que el té de canela puede provocar contracciones uterinas [s83]. Particularmente notables son los efectos positivos sobre el metabolismo. Estudios científicos demuestran que la corteza de canela mejora la sensibilidad a la insulina y puede reducir los niveles de azúcar en sangre en diabéticos [s80]. Para las personas con diabetes tipo 2, el consumo regular de una pequeña cantidad de canela (aproximadamente 1/4 a 1/2 cucharadita) con las comidas puede ser beneficioso.

La composición química de la corteza de canela es compleja e incluye compuestos importantes como trans-Cinnamaldehído, Eugenol y linalool [s80]. Estos compuestos son responsables de las diversas propiedades saludables, que incluyen efectos antimicrobianos, antioxidantes y antiinflamatorios [s80]. Para aprovechar estas propiedades de manera óptima, puede integrar la canela en su muesli matutino o en batidos. En la medicina tradicional, se utiliza Cinnamomi cortex para mejorar la

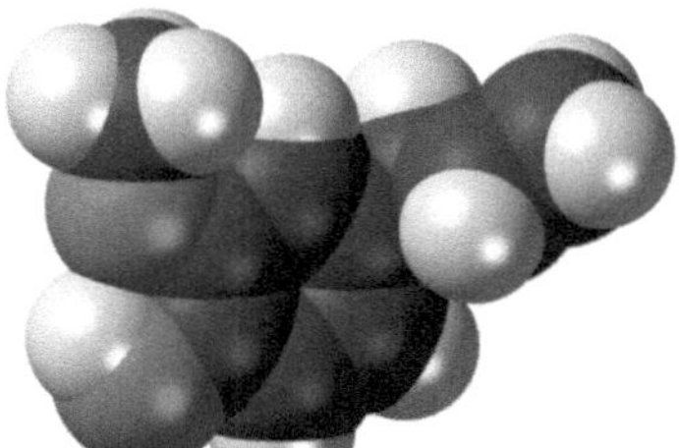

Eugenol [i15]

circulación sanguínea [s84]. Investigaciones recientes muestran resultados prometedores en el tratamiento del síndrome prostático benigno, donde la corteza de canela puede reducir el tamaño de la próstata [s84]. Estos hallazgos abren nuevas posibilidades terapéuticas. La industria cosmética utiliza las propiedades antisépticas de la corteza de canela en enjuagues bucales, pastas de dientes, lociones y jabones [s82]. También puede preparar un enjuague bucal natural en casa, hirviendo un té de canela fuerte y utilizándolo para enjuagar después de enfriarlo. Otro aspecto fascinante es el efecto hepato-protector de la corteza de canela, que puede proteger el hígado de daños [s80]. Esta propiedad la convierte en un componente valioso de una dieta consciente de la salud. Al usar canela, es importante prestar atención a la calidad y el origen. Las diferentes variedades de canela varían en sabor y aroma [s81], siendo la canela de Ceilán (Cinnamomum zeylanicum) a menudo considerada la de mayor calidad. Para el uso diario, se recomienda almacenarla en un recipiente hermético en un lugar oscuro y fresco para preservar su aroma de manera óptima. Casi cada parte del árbol de canela tiene un uso médico o culinario, desde las hojas hasta las flores y raíces [s80]. El aceite esencial obtenido de la corteza es un componente importante en alimentos, licores, perfumes y medicamentos [s81].

2. 3. 2. Clavos como especia medicinal

Los botones florales secos de los clavos son una de las especias medicinales más efectivas de la medicina tradicional [s85]. Su impresionante rango terapéutico los convierte en un componente valioso de la prevención y tratamiento integral de diversas dolencias. Particularmente notable es el excepcionalmente alto contenido de antioxidantes, que coloca a los clavos en la cima de todas las especias y hierbas estudiadas [s86]. Este fuerte efecto antioxidante los convierte en un medio eficaz en la lucha contra los radicales libres y el estrés oxidativo. Para beneficiarse de estas propiedades, puede añadir diariamente una pequeña cantidad de clavos molidos a su batido o muesli. Una pizca es suficiente para aprovechar los efectos beneficiosos para la salud. Las propiedades analgésicas y antisépticas de los clavos [s85] los convierten en un remedio casero comprobado para el dolor de muelas y las inflamaciones en la cavidad bucal. Por ejemplo, puede preparar un té concentrado de clavo y enjuagar la boca varias veces al día. Para ello, vierta agua hirviendo sobre 3-4 clavos enteros y déjelos reposar durante 10 minutos. Alternativamente, en caso de dolor de muelas agudo, se puede colocar un solo clavo cuidadosamente sobre el área dolorida. En la medicina tradicional, los clavos se han utilizado durante siglos para tratar diversas dolencias [s87]. Su efecto carminativo los convierte en un medio eficaz para problemas digestivos [s85]. Un té digestivo reconfortante se puede preparar fácilmente: combine 2-3 clavos con una rodaja de jengibre fresco y una rama de canela, vierta agua caliente sobre la mezcla y déjela reposar durante 5-7 minutos. Los efectos farmacológicos de los clavos son diversos y están bien documentados científicamente [s87]. Sus propiedades antiinflamatorias pueden ser de apoyo en diversas enfermedades. Para aprovechar al máximo este efecto, se recomienda un uso regular pero moderado en la cocina diaria. Los clavos combinan, por ejemplo, de manera excelente con verduras de invierno como la col roja o se pueden utilizar para sazonar marinadas. Al utilizar clavos como remedio, es importante prestar atención a la calidad y la dosificación. Los clavos enteros deben almacenarse en un lugar oscuro, seco y herméticamente cerrado para preservar sus valiosos componentes. Para la mayoría de las aplicaciones, pequeñas cantidades son suficientes, ya que los clavos son muy intensos. Al preparar tés medicinales, no se deben usar más de 3-4 clavos por taza. Las múltiples aplicaciones de los clavos en diversos sistemas de medicina tradicional [s86] son testimonio de su especial importancia como especia medicinal. Desde la medicina ayurvédica hasta la medicina tradicional china, son valorados y se utilizan en diversas preparaciones de remedios. Esta experiencia centenaria se ve confirmada y ampliada por los modernos hallazgos científicos. Para un efecto óptimo, los clavos deben utilizarse preferiblemente recién molidos. Los clavos enteros se pueden triturar en un molinillo de especias o en un mortero según sea necesario. De este modo, se preservan al máximo los valiosos aceites esenciales y principios activos. En la cocina, también puede utilizar los clavos de manera creativa, por ejemplo, en chutneys picantes o salsas sabrosas, para combinar sus propiedades beneficiosas con el placer culinario.

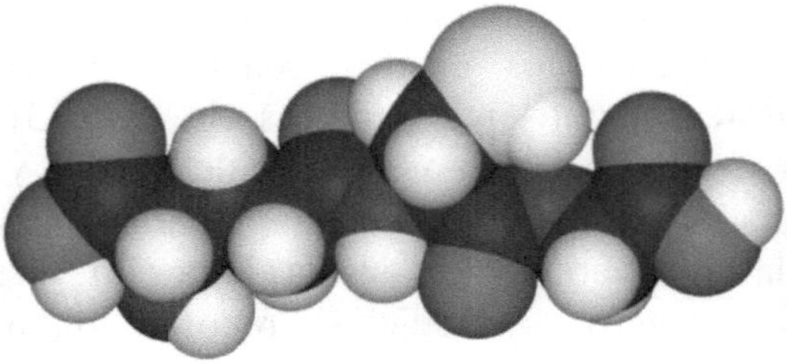

Antioxidantes [i16]

Glosario

Antioxidantes

Sustancias naturales que pueden neutralizar compuestos químicos dañinos en el cuerpo y proteger las células de daños. Juegan un papel importante en la prevención de procesos de envejecimiento.

antiséptico

Propiedad que inhibe el crecimiento y la multiplicación de microorganismos como bacterias y hongos o los mata.

farmacológico

Se refiere a la ciencia del efecto de las sustancias en los organismos vivos, especialmente cómo son absorbidas, procesadas y excretadas en el cuerpo.

2. 3. 3. Flor de nuez moscada y sus propiedades

La flor de nuez moscada, una especia fascinante de la región de las Molucas en Indonesia, no es realmente una flor desde el punto de vista botánico, sino la cubierta seca de la semilla (Arillus) de la nuez moscada [s88]. Esta envoltura carnosa de color rojo brillante rodea el núcleo de la nuez moscada y se transforma en una estructura quebradiza de color amarillento-marrón al secarse [s89]. El árbol de nuez moscada, un árbol perenne que puede alcanzar hasta 10 metros de altura, produce grandes frutos ovalados que nos brindan dos especias valiosas [s90]. Las flores del árbol presentan una distribución sexual interesante: son mayormente unisexuales y dioicas, con flores femeninas unicarpellat y uniovulat, mientras que las masculinas están compuestas por 2-60 anteras fusionadas [s89]. La principal temporada de cosecha se extiende de junio a agosto [s91]. La composición química de la flor de nuez moscada es notablemente diversa. Contiene importantes compuestos bioactivos como vitaminas, carotenoides, terpenoides, alcaloides, flavonoides y fenoles [s92]. Estos componentes otorgan a la flor de nuez moscada sus características propiedades terapéuticas. Para aprovechar al máximo estos valiosos ingredientes, se recomienda almacenar la flor de nuez moscada en un lugar oscuro y herméticamente cerrado. El perfil de sabor de la flor de nuez moscada difiere notablemente del de la nuez moscada: es más suave y floral [s88]. Su sabor se describe como picante y ligeramente amargo, con una nota cálida, nuez y sutilmente dulce [s91] [s93]. Para una mejor liberación de aroma, es aconsejable moler o rallar la flor de nuez moscada justo antes de su uso. En la tradición ayurvédica, se le atribuye a la flor de nuez moscada un efecto equilibrante sobre los doshas Vata y Kapha, aunque se debe tener en cuenta que el consumo excesivo puede intensificar el dosha Pitta [s93]. Para una aplicación ayurvédica equilibrada, se recomienda una dosificación moderada de un máximo de una punta de cuchillo por porción. Las propiedades terapéuticas de la flor de nuez moscada son diversas y están documentadas científicamente. Actúa como antimicrobiana, antioxidante, antifúngica, antiespasmódica y protectora del hígado [s92]. En caso de mareos por movimiento, masticar o chupar pequeñas cantidades de flor de nuez moscada puede proporcionar alivio [s90]. También puede ser útil en problemas digestivos, especialmente en casos de flatulencia. En la práctica, la flor de nuez moscada se puede utilizar de diversas maneras. Para un té digestivo, puede verter una punta de cuchillo de flor de nuez moscada molida en agua caliente y dejar reposar durante 5-7 minutos. En la cocina, combina especialmente bien con platos salados, salsas y sopas. Se aplica la regla: menos es más, ya que el intenso aroma se manifiesta incluso en pequeñas cantidades. La industria del perfume valora la flor de nuez moscada por su característica nota aromática [s90]. También puede preparar un relajante baño aromático añadiendo unas gotas de aceite de flor de nuez moscada al agua del baño. Esto puede contribuir especialmente a la relajación por la noche. Para garantizar la calidad óptima, al comprar, preste atención a la apariencia: la flor de nuez moscada fresca y de alta calidad debe tener un ligero brillo debido a su contenido natural de aceite [s88]. Es mejor almacenar la especia en un recipiente hermético en un lugar fresco y oscuro para proteger sus valiosos ingredientes.

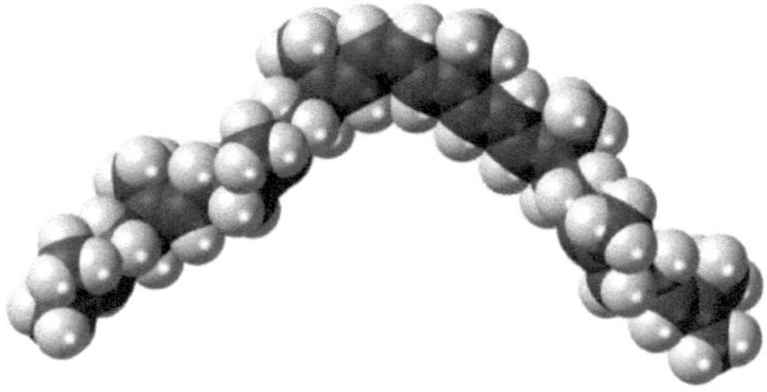

Carotenoides [i17]

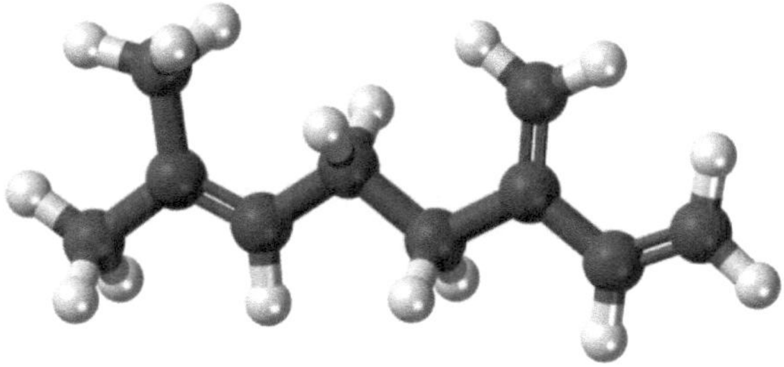

Terpenoides [i18]

Glosario

Anthere
Bolsas de polen de una flor, donde se forman las células sexuales masculinas (polen). Se encuentran al final de los estambres.

Arillus
Una cubierta carnosa de semilla que rodea las semillas en algunas plantas. Se desarrolla a partir del cordón umbilical tras la fertilización y a menudo sirve para la dispersión por animales.

Carotinoid
Colorantes naturales responsables de las coloraciones amarillas a rojas y que actúan como antioxidantes. Son solubles en grasa y resistentes al calor.

Terpenoid
Compuestos naturales de las plantas responsables del aroma y sabor, que a menudo presentan propiedades antibacterianas y antiinflamatorias.

unicarpellat
Describe una flor que posee solo un único carpelo, lo que representa una particularidad evolutiva en las plantas.

uniovulat
Se refiere a los ovarios que contienen solo un único óvulo, lo que es típico de ciertas familias de plantas.

2. 3. 4. Azafrán como especia preciosa

El azafrán, obtenido de los estigmas de las flores del Crocus sativus, se considera la especia más valiosa y cara del mundo [s94]. Su exclusividad se debe al complicado proceso de obtención: se necesitan los estigmas de aproximadamente 75,000 flores para obtener una sola libra (alrededor de 450 gramos) de azafrán, que solo puede ser cosechado a mano [s94]. La historia del cultivo del azafrán se remonta a tiempos antiguos, con áreas de cultivo tradicionales en Asia Menor y España [s95]. Los característicos estigmas rojo-naranjas contienen valiosos componentes como aceites esenciales, siendo el principal el Picrocrocin, así como el colorante Crocin [s94]. Estos componentes no solo le otorgan al azafrán su intensa capacidad de coloración, sino también su inconfundible aroma. En la cocina, el azafrán tiene múltiples usos, especialmente en la cocina mediterránea y asiática. Su capacidad para dar a los platos un color amarillo brillante lo convierte en un ingrediente indispensable en platos clásicos como la paella, la bouillabaisse y diversas variaciones de curry [s95]. Para una óptima liberación de aroma, se recomienda remojar los hilos de azafrán en un poco de agua tibia o caldo antes de usarlos. Con solo unos pocos hilos es suficiente para otorgar a un plato el color característico y el aroma típico. La importancia médica histórica del azafrán es notable. En la medicina tradicional, se utilizó como antídoto en casos de envenenamiento, se empleó para promover la digestión y se valoró como afrodisíaco [s95]. El color amarillo de la especia llevó, en la antigua doctrina de las firmas, a la creencia de que el azafrán podría ser útil en el tratamiento de la ictericia [s95]. Para el almacenamiento del azafrán, se requiere un cuidado especial para preservar sus valiosas propiedades. Debe guardarse en un recipiente hermético y protegido de la luz. Al dosificar, se debe tener precaución: demasiado azafrán puede hacer que el sabor de un plato sea amargo y desagradable. Como regla general, para cuatro porciones de un plato de arroz, son suficientes de 8 a 10 hilos de azafrán. Al comprar azafrán, se debe prestar especial atención, ya que debido a su alto precio, a menudo hay falsificaciones en circulación. El azafrán auténtico debe tener un color rojo-naranja intenso y emitir un aroma característicamente especiado y ligeramente amargo. Los hilos deben estar engrosados en un extremo y abiertos en forma de trompeta en el otro. La investigación moderna confirma muchas de las aplicaciones tradicionales, aunque hoy en día el azafrán se utiliza poco en la medicina terapéutica [s95]. Su uso se limita principalmente al ámbito culinario, donde sigue siendo considerado el rey de las especias y otorga un toque exquisito a platos especiales. Para la preparación de un risotto tradicional de azafrán, se recomienda el siguiente procedimiento: los hilos de azafrán se remojan en un poco de vino blanco tibio o caldo, mientras se prepara el risotto de manera clásica. El líquido de azafrán se añade solo al final del tiempo de cocción para conservar todo el aroma y desarrollar el característico color dorado.

2. 3. 5. Anís estrellado y su efecto

El anís estrellado, con su característica forma estrellada de ocho puntas, es una fruta fascinante que proviene de un árbol tropical de Asia [s96]. Su impresionante combinación de propiedades terapéuticas y versatilidad culinaria lo convierte en una especia valiosa en la medicina tradicional y la cocina moderna.

La composición química del anís estrellado es especialmente notable. Los frutos son ricos en aceites esenciales, así como en terpenoid y compuestos fenólicos, conocidos por sus propiedades antisépticas [s97]. Estos ingredientes otorgan al anís estrellado sus diversas acciones terapéuticas. Para preservar óptimamente los valiosos aceites esenciales, se debe almacenar el anís estrellado en un recipiente hermético en un lugar fresco y oscuro. Es particularmente destacable el efecto digestivo del anís estrellado. Posee propiedades tanto karminative como espasmolíticas, que pueden aliviar las molestias digestivas [s96] [s97]. En caso de flatulencias o sensación de plenitud, se puede preparar un té reconfortante: vierta agua hirviendo sobre un anís estrellado y déjelo reposar durante 10 minutos. Este té puede ser consumido después de las comidas para apoyar la digestión. Otro aspecto fascinante del anís estrellado es su efecto antiviral. Estudios científicos han demostrado que contiene un compuesto químico que se utiliza en el desarrollo de medicamentos antivirales [s98]. Los efectos antivirales más fuertes se han observado en aceites ricos en ciertos compuestos químicos, una propiedad que también se aplica al anís estrellado [s98]. Estos hallazgos lo convierten en una alternativa natural prometedora en la terapia antiviral. En caso de molestias reumáticas, el aceite de anís estrellado puede proporcionar alivio [s99]. Por ejemplo, se puede realizar un masaje con aceite de anís estrellado diluido para tratar las articulaciones doloridas. Es importante diluir siempre el aceite con un aceite portador adecuado y probarlo primero en una pequeña área de la piel. Las propiedades antisépticas del anís estrellado también lo convierten en un medio natural

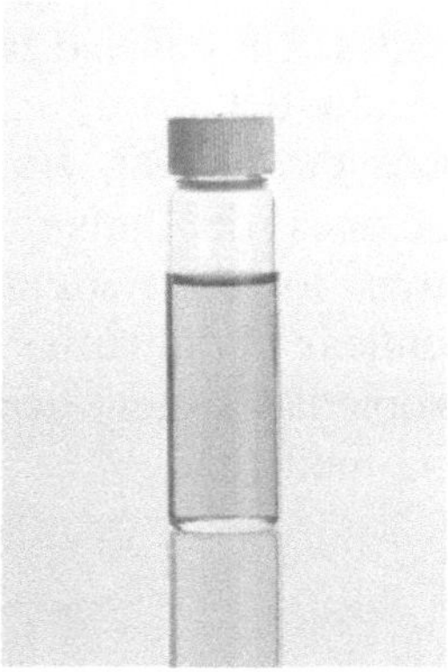

aceites esenciales [i19]

efectivo contra el mal aliento [s99]. Se puede beber un té de anís estrellado después de las comidas o hacer gárgaras con té de anís estrellado enfriado para asegurar un aliento fresco. Sin embargo, se debe tener precaución al usar anís estrellado, especialmente en niños menores de 6 años. Su uso en este grupo de edad debe realizarse solo bajo supervisión profesional, ya que puede haber efectos secundarios debido a posibles contaminaciones con una variante tóxica [s97]. Por lo tanto, al comprar, preste especial atención a la calidad y adquiera anís estrellado solo de fuentes confiables. Para su uso culinario, el anís estrellado es excelente en platos asiáticos, sopas y marinadas. Un consejo tradicional: agregue un anís estrellado entero durante la cocción del arroz; esto le dará un sutil y agradable aroma especiado. Después de cocinar, simplemente se retira el anís estrellado. Las diversas aplicaciones del anís estrellado en la medicina tradicional y la cocina moderna lo convierten en una especia valiosa que combina ventajas terapéuticas y culinarias. Su compleja composición de principios activos y las propiedades científicamente comprobadas subrayan su importancia como especia medicinal.

Glosario

espasmolítico

Describe el efecto antiespasmódico de los remedios sobre la musculatura lisa, especialmente en el área gastrointestinal

Resumen - 2. 3. Cortezas y flores

- La corteza de canela contiene los principios activos trans-cinnamaldehído, eugenol y linalool, que son responsables de los efectos antimicrobianos y antioxidantes.
- La corteza de canela puede mejorar la sensibilidad a la insulina y reducir los niveles de azúcar en sangre en diabéticos.
- La corteza de canela muestra un efecto hepato-protector para proteger el hígado.
- Los clavos de olor tienen el mayor contenido de antioxidantes de todas las especias y hierbas estudiadas.
- Las flores del árbol de nuez moscada son unisexuales y dioicas, con flores femeninas unicarpelares y uniovuladas.
- La flor de nuez moscada contiene compuestos bioactivos como carotenoides, terpenoides, alcaloides y flavonoides.
- Para obtener una libra de azafrán se necesitan los estigmas de aproximadamente 75,000 flores.
- El azafrán contiene el colorante crocina y el compuesto aromático picocrocina.
- Históricamente, el azafrán se ha utilizado como antídoto en casos de envenenamiento.
- El anís estrellado posee propiedades carminativas y espasmolíticas.
- Los efectos antivirales del anís estrellado se utilizan para el desarrollo de medicamentos.

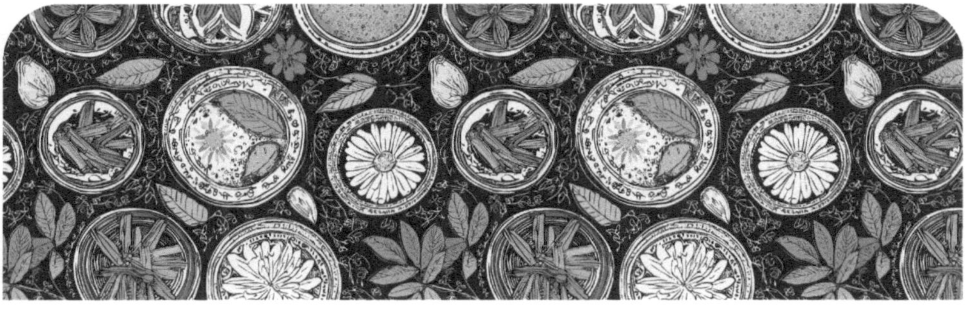

Revisión - 2. Especias individuales y sus propiedades

- El jengibre contiene gingeroles bioactivos que pueden mejorar los niveles de azúcar en sangre en la diabetes tipo 2.
- La combinación de jengibre con cúrcuma potencia el efecto antiinflamatorio de ambas especias.
- La cúrcuma puede aumentar la biodisponibilidad hasta en un 2000% gracias a la pimienta negra.
- El galanga produce aceites esenciales con 1,8-cineol como ingrediente activo importante.
- La raíz de regaliz contiene glicirricina, que es 50 veces más dulce que el azúcar.
- El rábano picante se conoce en Ayurveda como Vajramula (raíz de rayo) y estimula el fuego digestivo Agni.
- El cardamomo representa aproximadamente el 35% del comercio global de especias.
- La biodisponibilidad de la cúrcuma se incrementa notablemente al combinarla con pimienta negra.
- Las semillas de hinojo actúan como una hierba tridoshica, equilibrando los tres doshas.
- La pimienta negra contiene entre un 3 y un 9% del alcaloide bioactivo piperina.
- La corteza de canela contiene trans-cinnamaldehído, eugenol y linalool como principales compuestos activos.
- Los clavos de olor tienen el mayor contenido de antioxidantes de todas las especias.
- La flor de nuez moscada es botánicamente un arilo (cáscara de semilla) de la nuez moscada.
- Se necesitan los estigmas de 75,000 flores para obtener una libra de azafrán.
- El anís estrellado contiene compuestos antivirales que se utilizan en el desarrollo de medicamentos.

- El fascinante mundo de las especias individuales forma la base para el arte aún más emocionante de las mezclas de especias, que exploraremos en el próximo capítulo.

3. 0. 0. Mezclas de especias y aplicaciones

El arte de las mezclas de especias y su aplicación específica ha sido, durante milenios, el núcleo de la cocina ayurvédica. Pero, ¿qué constituye una combinación armónica de especias? ¿Cómo influyen los diferentes métodos de preparación en el efecto de las especias? ¿Y qué papel juega el momento adecuado de la adición para la experiencia final del sabor? La tradicional ciencia de las especias ayurvédicas ha desarrollado a lo largo de generaciones un sistema complejo que va mucho más allá de simplemente sazonar. No solo se consideran aspectos de sabor, sino también las propiedades energéticas de las especias y su efecto en el cuerpo y la mente. Desde mezclas básicas clásicas hasta fusiones internacionales y directrices precisas de dosificación, el espectro de posibilidades de aplicación es enorme. Los siguientes capítulos iluminan tanto las tradiciones probadas como las interpretaciones modernas de la ciencia de las especias ayurvédicas y muestran cómo este antiguo conocimiento se puede integrar de manera beneficiosa en la cocina contemporánea.

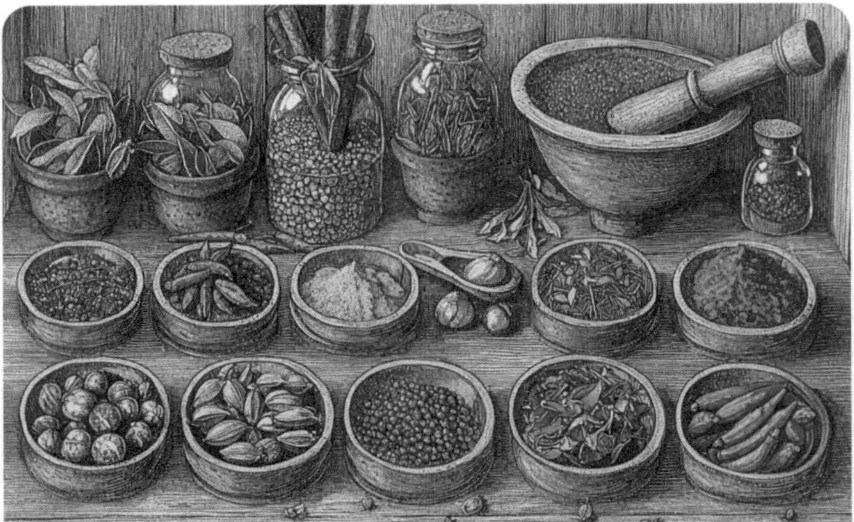

3. 1. 0. Mezclas clásicas

El arte de las mezclas de especias es uno de los aspectos más fascinantes de la cocina. ¿Cómo se desarrollaron a lo largo de los siglos las combinaciones clásicas que hoy se consideran estándar en muchas cocinas? ¿Qué influencias culturales moldearon las mezclas tradicionales que hoy damos por sentadas? Desde la mezcla etíope de berbere hasta el garam masala indio, cada cultura ha desarrollado sus propias interpretaciones, que no solo dan forma al sabor de los platos, sino que a menudo también tienen efectos terapéuticos. La cuestión sobre la composición y dosificación óptimas ocupa tanto a cocineros aficionados como a profesionales: ¿cómo se encuentra el equilibrio perfecto entre las especias individuales? ¿Qué principios básicos deben tenerse en cuenta al combinar diferentes sabores? Las mezclas clásicas de especias forman la base de la cocina ayurvédica y abren un camino emocionante hacia experiencias de sabor auténticas. Su aplicación precisa transforma ingredientes simples en platos extraordinarios y invita a descubrir la diversidad de las combinaciones de especias tradicionales.

> *„La tradición de las mezclas de especias básicas se remonta a la Edad Media y se ha establecido a lo largo de los siglos como un componente fundamental de diversas culturas culinarias."*

3. 1. 1. Mezclas básicas de especias

La tradición de las mezclas básicas de especias se remonta a la Edad Media y se ha establecido a lo largo de los siglos como un componente fundamental de diversas culturas culinarias [s100]. Estas combinaciones preparadas no solo simplifican el proceso de cocción, sino que también garantizan un desarrollo equilibrado de sabores en los platos. Históricamente, especias como el jengibre, la pimienta, la canela, los clavos, la nuez moscada y la sal formaron la base de muchas mezclas tradicionales [s100]. Estos ingredientes básicos todavía se encuentran en numerosas variaciones hoy en día, con cada cultura aportando sus propios matices. Un consejo práctico para los cocineros aficionados: comience con pequeñas cantidades de estos ingredientes básicos y luego experimente con las proporciones hasta encontrar su combinación favorita. En la cocina etíope, por ejemplo, el Berbere juega un papel central como mezcla de especias esencial. Este característico polvo rojo es un componente esencial de cada plato de Wot [s101]. Además, existe Mitmita, una variante más picante que se caracteriza por su menor complejidad y se compone principalmente de pimientos rojos molidos. Para el toque final de sabor en los platos etíopes, a menudo se utiliza Mekelesha, una combinación refinada de cardamomo, canela, pimienta negra, comino, jengibre y clavos [s101]. Otra mezcla básica de especias popular, especialmente adecuada para platos dulces, consiste en canela molida, jengibre, pimienta de Jamaica, clavos, nuez moscada y, opcionalmente, cardamomo y/o cilantro [s102]. Esta versátil combinación no solo le da un toque especial a las galletas clásicas, sino que también realza el sabor de platos cotidianos como la avena o los panqueques. Para conservar todo su poder aromático, se debe almacenar la mezcla en un recipiente hermético y consumirla dentro de uno o dos años [s102]. Para hacer sus propias mezclas de especias, se recomienda comenzar con pequeñas cantidades y prepararlas frescas regularmente. Esto garantiza una intensidad óptima de aroma y permite ajustar la composición según las preferencias personales. Un regalo creativo para los amantes de la cocina: llene frascos decorativos con mezclas de especias que haya creado y adjunte una receta adecuada [s102]. El arte de las mezclas de especias no solo radica en la correcta combinación de los componentes, sino también en su dosificación equilibrada. Experimente primero con combinaciones clásicas y desarrolle sus propias creaciones a partir de ellas. Recuerde: menos es a menudo más, y las especias individuales deben complementarse armónicamente sin cubrirse entre sí. Para principiantes, se recomienda llevar un diario de especias en el que se documenten combinaciones exitosas y su uso. Esto no solo ayuda en el desarrollo de la propia competencia en especias, sino que también permite reproducir mezclas exitosas. Tenga en cuenta los diferentes tiempos de conservación de los componentes individuales y almacene sus creaciones siempre en un lugar fresco, seco y protegido de la luz. El uso de mezclas básicas de especias también permite a los cocineros menos experimentados crear experiencias de sabor auténticas y recrear platos tradicionales de diversas culturas. Es importante entender que estas mezclas no solo son portadoras de sabor, sino que a menudo también tienen un significado cultural e histórico.

Glosario

Berbere
Una mezcla de especias tradicional de África Oriental, que puede consistir en hasta 20 especias diferentes y se caracteriza por su color rojo brillante de los chiles

Mekelesha
Una mezcla de especias etíope oscura, que se añade tradicionalmente al final del proceso de cocción y aporta un ligero regusto dulce

Mitmita
Una mezcla de especias etíope muy picante, que tradicionalmente también se utiliza como condimento de mesa y a menudo se mezcla con sal

Wot
Un guiso etíope tradicional que se considera un plato nacional y se prepara en diversas variaciones

3. 1. 2. Mezclas de especias para verduras

En la cocina ayurvédica, las mezclas de especias para verduras juegan un papel central, ya que no solo refinan el sabor, sino que también aumentan la digestibilidad de los platos [s103]. La combinación hábil de diversas especias permite transformar incluso los platos de verduras más simples en experiencias culinarias extraordinarias. Una base clásica es la combinación de chalotes, jengibre y ajo, que se enriquece con especias molidas como chile, comino y fenogreco [s104]. Esta base es excelente para diversas preparaciones de verduras, siendo especialmente adecuada para combinar diferentes tipos de verduras, ya que absorben los sabores especiados de manera diferente y conservan su dulzura natural [s103]. Para la preparación de verduras asadas, se ha demostrado que una mezcla de especias especial es efectiva [s105]. En este caso, se recomienda calentar suavemente las especias en una sartén seca antes de asarlas, para activar sus aceites esenciales. Un consejo práctico para la cocina: prepare una mayor cantidad de esta mezcla de especias para asar y guárdela en un recipiente hermético; así la tendrá siempre a mano para platos de verduras espontáneos. Garam Masala, una mezcla de especias tradicional india, otorga a los platos de verduras una profundidad y complejidad especiales [s106]. Esta mezcla se puede utilizar de manera versátil y puede añadirse tanto durante el proceso de cocción como para sazonar al final. Para lograr la mejor expresión de sabor, se recomienda añadir el Garam Masala idealmente hacia el final del tiempo de cocción. Un plato especialmente aromático se crea al combinar la mezcla de especias con leche de coco y tomates como salsa [s104]. Esta base se puede variar maravillosamente añadiendo diferentes tipos de verduras de temporada. La adición de lentejas rojas partidas proporciona una consistencia cremosa al plato y aumenta su contenido proteico. Para la refinación final de los platos de verduras, se recomienda una guarnición de cilantro fresco, un chorrito de jugo de lima y semillas de nigella [s104]. Esta combinación aporta frescura y textura adicional al plato. Como acompañamiento, se sugiere arroz o pan plano tradicional, que absorben perfectamente los sabores especiados. Al crear sus propias mezclas de especias para verduras, es importante encontrar el equilibrio entre los diferentes componentes. Comience con pequeñas cantidades y documente sus combinaciones exitosas. Tenga en cuenta que diferentes tipos de verduras deben ser sazonadas con diferentes intensidades: mientras que las verduras de raíz pueden tolerar un sazonado más fuerte, las verduras delicadas como el calabacín requieren una dosificación más sutil. La tradición ayurvédica nos enseña que las mezclas de especias no solo deben considerar aspectos de sabor, sino también de salud. Así, ciertas combinaciones de especias pueden mejorar la digestibilidad de las verduras y aumentar su valor nutricional. Experimente con diferentes combinaciones y preste atención a su tolerancia individual y preferencias de sabor.

Glosario

Bockshornklee
Una especia de la familia de las leguminosas con un sabor amargo y picante, que se utiliza en forma seca como semillas o molida. Especialmente importante en la cocina india.

Garam Masala
Una mezcla de especias tradicional del norte de India, que típicamente consiste en cardamomo, canela, clavos, pimienta negra, cilantro y comino. El nombre significa literalmente 'mezcla caliente'.

Nigella
También conocido como comino negro, pequeñas semillas negras con un sabor a nuez y cebolla, que se utilizan especialmente en la cocina india y oriental.

3. 1. 3. Mezclas de especias para cereales

La tradición ayurvédica conoce una variedad de mezclas de especias especiales para cereales, que no solo refinan el sabor, sino que también promueven la digestibilidad y equilibran los doshas [s107]. Estas combinaciones son a menudo el resultado de siglos de experiencia y han sido desarrolladas específicamente para apoyar óptimamente las propiedades nutricionales de los granos. Un papel especialmente significativo lo desempeña la mezcla de especias para Kitchari, un plato tradicional ayurvédico de arroz y frijoles mungo [s108]. La combinación clásica incluye jengibre, cilantro, comino, semillas de mostaza, cúrcuma y asafoetida [s109]. Para la preparación, se recomienda primero sofreír las especias en un poco de ghee para activar sus aceites esenciales. Esto no solo intensifica el sabor, sino que también aumenta su efecto terapéutico. Para variedades de cereales sin gluten como Jowar (sorgo), se ha comprobado una mezcla de especias especial que incluye ghee, Hing (asafoetida), comino, hinojo, pimienta negra, polvo de cilantro y garam_masala [s107]. Esta combinación es especialmente equilibrada, ya que considera los tres doshas: el ghee, el jengibre y el Garam Masala armonizan Kapha; el ghee y el hinojo equilibran Pitta; mientras que el ghee, el jengibre, el Garam Masala y un chorrito de jugo de limón equilibran Vata. Al preparar platos de cereales en invierno, la tradición ayurvédica recomienda una mezcla de especias calentadora que apoya especialmente el dosha Kapha [s110]. En la práctica, esto significa: usar una combinación de comino, jengibre, asafoetida, chiles dosificados según el dosha y cúrcuma [s111]. Esta mezcla no solo apoya la digestión, sino que también calienta desde adentro. Para la práctica diaria, se ha comprobado que es útil preparar grandes cantidades de las mezclas base y almacenarlas en recipientes herméticos. Un consejo práctico: etiquete los recipientes con la fecha de fabricación y las especias contenidas. Las mezclas deben consumirse dentro de dos a tres meses para garantizar una óptima potencia aromática. La dosificación de las mezclas de especias debe ajustarse al tipo de cereal utilizado. Mientras que variedades robustas como el Jowar toleran un sazonado más fuerte, cereales más finos como el arroz basmati requieren una dosificación más moderada. Como regla general, comience con una cucharadita de mezcla de especias por taza de cereal y ajuste la cantidad al gusto. Particularmente en la preparación de Kitchari, la mezcla de especias correcta es crucial para el efecto terapéutico [s112]. La receta tradicional prevé sofreír primero las especias en ghee antes de añadir el arroz y los frijoles mungo. Esto no solo crea una base de sabor armoniosa, sino que también hace que el plato sea especialmente digerible. Para personas con constitución Vata, se recomienda una adaptación especial de la mezcla de especias [s110]. Aquí, las especias calentadoras como el jengibre y el comino deben dominar, complementadas con una cantidad generosa de ghee. La combinación con cereales integrales cocidos proporciona una mayor conexión a tierra y equilibrio. Un aspecto importante en el uso de mezclas de especias para cereales es la preparación consciente [s108]. Tómese su tiempo para medir y sofreír las especias cuidadosamente. Este enfoque consciente no solo contribuye a un mejor resultado de sabor, sino que convierte la preparación de alimentos en un proceso meditativo.

Glosario

Hing
El nombre indio para la asafoetida. La especia de olor fuerte se obtiene de la resina del hinojo gigante y es conocida por sus propiedades digestivas.

Jowar
Una antigua variedad de mijo de India, especialmente rica en proteínas y minerales. Se cultiva tradicionalmente en regiones secas y se considera muy resistente.

Kitchari
Un plato básico ayurvédico que se utiliza como alimento curativo y para la limpieza del cuerpo. Forma la base de muchos tratamientos ayurvédicos y también se conoce como 'ayuno curativo'.

3. 1. 4. Mezclas de especias para legumbres

En la cocina ayurvédica, las mezclas de especias para legumbres ocupan un lugar especial, ya que no solo convencen por su sabor, sino que también mejoran notablemente la digestibilidad de estos alimentos ricos en proteínas [s113]. La preparación tradicional sigue reglas precisas que se han transmitido a lo largo de generaciones. Una técnica central es el Baghaar o chaunk, en la que las especias se fríen en aceite caliente o, idealmente, en ghee [s114]. Este método no solo optimiza la liberación de los aceites esenciales, sino que también otorga a los platos un característico sabor a nuez. Para la mezcla base, típicamente se doran cebollas y ajo en Ghee hasta que estén dorados, antes de añadir cúrcuma y comino [s113]. En la práctica, el orden de adición de las especias es crucial: primero se tuestan las especias enteras, como las semillas de comino, en el Ghee caliente, hasta que liberen su aroma y fragancia. Solo después se añaden las especias molidas, que toleran menos calor. Un consejo práctico: prepare las especias en una sartén separada mientras las legumbres se cocinan. De este modo, podrá controlar mejor el momento óptimo para la combinación. La preparación básica de las legumbres comienza con un lavado minucioso de las mismas. Luego se cocinan con suficiente agua, una pizca de cúrcuma y sal [s114]. La mezcla de especias se añade solo al final del tiempo de cocción para preservar al máximo los sabores. Es especialmente importante utilizar especias que favorezcan la digestión, ya que reducen el efecto de hinchazón natural de las legumbres [s114]. Un aspecto práctico que a menudo se pasa por alto: la consistencia de las legumbres cocidas influye significativamente en la absorción de las especias. Si las legumbres se cocinan hasta obtener una consistencia cremosa, absorben las especias de manera más intensa que si se cocinan de forma más firme. Experimente con diferentes métodos de cocción para encontrar su textura preferida. La tradición ayurvédica recomienda adaptar las mezclas de especias a la temporada y a las necesidades individuales. En invierno, se pueden utilizar especias calentadoras como la pimienta negra y el jengibre en mayor cantidad, mientras que en los meses de verano deberían dominar especias refrescantes como el cilantro y el comino. Para el almacenamiento, es recomendable preparar mayores cantidades de la mezcla base. Guárdelas en un recipiente hermético y oscuro, y etiquételo con la fecha y el contenido. La durabilidad óptima es de aproximadamente dos a tres meses, después de lo cual el poder aromático disminuye gradualmente. Un enfoque especial se centra en el suministro equilibrado de proteínas a través de las legumbres [s113]. La mezcla de especias adecuada no solo apoya la digestión, sino que también hace que las proteínas sean más accesibles para el cuerpo. Combine diferentes legumbres con diversas mezclas de especias para garantizar un suministro óptimo de nutrientes. El arte de las mezclas de especias para legumbres radica en el equilibrio entre sabor, digestibilidad y beneficios para la salud. Experimente con las recetas básicas tradicionales y desarrolle sus propias variaciones personales que se adapten óptimamente a sus necesidades.

Resumen - 3. 1. Mezclas clásicas

- La tradición de las mezclas de especias básicas se remonta a la Edad Media y se basaba en jengibre, pimienta, canela, clavo, nuez moscada y sal.
- El Berbere es una mezcla de especias central en la cocina etíope y un componente esencial de cada plato Wot.
- El Mekelesha se utiliza en la cocina etíope para el acabado del sabor y consiste en cardamomo, canela, pimienta, comino, jengibre y clavo.
- La cocina ayurvédica utiliza mezclas especiales de especias para verduras para mejorar la digestibilidad.
- El Garam Masala debe añadirse idealmente hacia el final del tiempo de cocción para una óptima liberación de sabores.
- La mezcla de especias Kitchari contiene tradicionalmente jengibre, cilantro, comino, semillas de mostaza, cúrcuma y asafoetida.
- Para granos sin gluten como el Jowar, se utiliza una mezcla especial con ghee, Hing, comino, hinojo y Garam Masala.
- La técnica Baghaar/Chaunk requiere sofreír especias en aceite caliente o ghee para una óptima liberación de aromas.
- La consistencia de las legumbres cocidas influye significativamente en su absorción de especias: las texturas más cremosas absorben los sabores de manera más intensa.
- Las mezclas de especias para legumbres no solo mejoran el sabor, sino que también hacen que las proteínas sean más accesibles para el cuerpo.

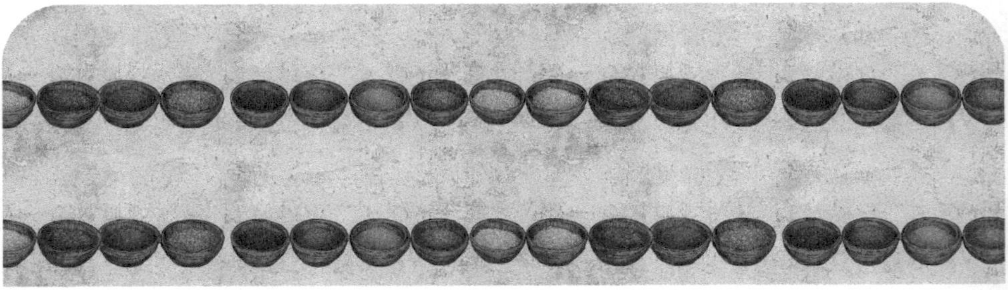

3. 2. 0. Interpretaciones modernas

La integración de la tradicional ciencia de las especias ayurvédicas en la alimentación moderna plantea preguntas fascinantes: ¿Cómo se pueden conciliar principios centenarios de la combinación de especias con hábitos alimenticios contemporáneos? ¿Qué papel juegan las influencias culturales y las nuevas experiencias de sabor? ¿Pueden las mezclas de especias tradicionales adaptarse a las necesidades actuales sin perder sus principios fundamentales de acción? La interpretación moderna de la ciencia de las especias ayurvédicas enfrenta el desafío de hacer útil el conocimiento probado para aplicaciones actuales. No se trata solo de adaptar recetas, sino también de comprender las propiedades energéticas de las especias en el contexto de los estilos de vida actuales. El desarrollo de combinaciones de especias contemporáneas requiere tanto un conocimiento sólido de la tradición ayurvédica como un sentido de las preferencias de sabor modernas. Las siguientes secciones muestran cómo las clásicas mezclas de especias ayurvédicas pueden reinterpretarse a través de enfoques innovadores y qué sorprendentes experiencias de sabor pueden surgir en el proceso.

> *„La interpretación moderna de las combinaciones de especias ayurvédicas une conocimientos centenarios con métodos de preparación contemporáneos y preferencias de sabor, destacando la adaptación individual a las necesidades personales y las condiciones estacionales.“*

3. 2. 1. Combinaciones contemporáneas de especias

La interpretación moderna de las combinaciones de especias ayurvédicas une conocimientos centenarios con métodos de preparación contemporáneos y preferencias de sabor. En este contexto, la adaptación individual a las necesidades personales y a las condiciones estacionales es primordial [s115]. Un principio fundamental es la composición equilibrada de mezclas de especias, que son versátiles y pueden utilizarse tanto en platos salados como en tés [s116]. Al desarrollar combinaciones de especias contemporáneas, se presta especial atención a que apoyen óptimamente las propiedades energéticas de los alimentos y fortalezcan la fuerza digestiva (agni) [s117]. Para los meses de otoño e invierno, se recomienda, por ejemplo, una mezcla de especias calentadora compuesta de jengibre molido, pimienta negra, cardamomo y una pizca de canela. Esta combinación no solo apoya el sistema inmunológico, sino que también equilibra las propiedades refrescantes de la temporada. Esta mezcla es especialmente efectiva en combinación con alimentos que aportan tierra, como los champiñones, que poseen propiedades naturalmente calentadoras [s117]. La interpretación moderna también permite integrar principios ayurvédicos en diferentes estilos de cocina. Por ejemplo, se puede crear una mezcla de especias contemporánea para platos mediterráneos a partir de cúrcuma, pimienta negra (para una mejor biodisponibilidad), cilantro y romero. Esta combinación une el conocimiento ayurvédico tradicional con las preferencias de sabor occidentales [s115]. Un aspecto importante de la ciencia contemporánea de las especias es la consideración de las cualidades energéticas. Las especias se clasifican según sus propiedades como caliente-frío, pesado-ligero y seco-húmedo [s117]. Una mezcla equilibrada debe unir estas propiedades de manera armónica. Para las personas que tienden a la frialdad y sequedad, por ejemplo, es adecuada una combinación de especias calentadoras como la canela y el jengibre, complementada con componentes equilibrantes como el cardamomo y el hinojo. La flexibilidad de las interpretaciones modernas también se manifiesta en la adaptación a formas contemporáneas de alimentación. Así, las combinaciones de especias tradicionales pueden utilizarse sin problemas en platos veganos, por ejemplo, en combinación con yogur de coco como material portador [s115]. Una mezcla básica de especias para platos vegetales consiste en cúrcuma, pimienta negra, comino y cilantro, que promueven tanto la digestibilidad como intensifican el sabor. Para la aplicación práctica en la vida cotidiana, se recomienda preparar tres mezclas básicas de especias: una calentadora para la temporada fría, una equilibrante para las transiciones y una refrescante para el verano. Estas pueden ajustarse según las necesidades individuales y el tipo Dosha [s115]. La preparación de las especias también juega un papel importante. Al tostar brevemente antes de su uso, se activan los aceites esenciales y se mejora la digestibilidad. Esto es especialmente importante para especias como el comino y el cilantro, que así pueden desplegar todo su espectro aromático [s117]. Un enfoque moderno es también el uso de mezclas de especias en forma de "shots" o pastas de especias, que se integran fácilmente en la vida cotidiana. Una mezcla básica puede consistir, por ejemplo, en jengibre fresco molido, cúrcuma, pimienta negra y una pizca de cardamomo, que se consume por la mañana con agua tibia o en un batido [s118]. La ciencia contemporánea de las especias también considera las interacciones entre diferentes especias y sus efectos sinérgicos. Así, la pimienta negra no solo potencia el efecto de la cúrcuma, sino que también apoya la absorción general de nutrientes. Estos conocimientos se utilizan de manera específica en las mezclas de especias modernas para optimizar su efecto terapéutico [s117].

3. 2. 2. Fusiones internacionales de especias

La fusión internacional de culturas de especias abre nuevas perspectivas emocionantes en la ciencia de las especias ayurvédicas. Esta evolución culinaria muestra cómo la medicina tradicional se desarrolla en interpretaciones contemporáneas al fusionarse con influencias globales [s119]. Esta evolución se manifiesta de manera particularmente clara en la cocina de Okinawa, que representa una fascinante síntesis de influencias chinas, japonesas y americanas [s120]. Esta fusión se puede trasladar excelentemente a los conceptos de especias ayurvédicas. Por ejemplo, se puede desarrollar una mezcla moderna de especias para platos de tofu que considere tanto los principios ayurvédicos como los sabores japoneses: una combinación de cúrcuma, jengibre y wasabi no solo crea una armonía de sabores, sino que también apoya la digestibilidad del tofu. La integración de especias no indias en mezclas ayurvédicas tradicionales abre dimensiones de sabor completamente nuevas [s119]. Un ejemplo práctico es la combinación de cardamomo ayurvédico con romero mediterráneo y chile en polvo mexicano. Esta fusión es especialmente adecuada para verduras a la parrilla y les otorga un sabor complejo, al mismo tiempo que respeta los principios fundamentales ayurvédicos. En el contexto de conceptos modernos de catering, la versatilidad de las fusiones internacionales de especias se muestra de manera particularmente impresionante [s121]. Formas innovadoras de presentación permiten interpretar las combinaciones de especias ayurvédicas de manera contemporánea. Por ejemplo, se pueden servir pequeñas salsas de especias en cucharas comestibles de harina de arroz, que contienen diversas combinaciones internacionales de especias. Una variación popular es la combinación de azafrán y vainilla con un toque de anís estrellado, que puede utilizarse tanto como especia para platos salados como para postres. La cocina de postres ofrece un campo de experimentación especialmente emocionante para las fusiones internacionales de especias [s121]. La combinación de especias ayurvédicas con técnicas de postres occidentales da lugar a creaciones emocionantes. Un ejemplo es la interpretación de una clásica crème brûlée con azafrán, cardamomo y un sutil toque de té japonés Matcha. Esta fusión respeta los principios ayurvédicos de la armonía de especias, al tiempo que abre nuevos horizontes de sabor.

Para la implementación práctica en la vida cotidiana, se recomienda crear una colección internacional de especias que se pueda combinar de manera flexible. En este sentido, se deben complementar especias ayurvédicas básicas como la cúrcuma y el cardamomo con elementos internacionales como el azafrán español, la Harissa marroquí o el Shichimi Togarashi japonés. Estas pueden ser recombinadas según el plato y el efecto deseado. El arte de la fusión internacional de especias radica en el equilibrio entre innovación y tradición. Es importante considerar las propiedades energéticas de las diferentes especias y unirlas de manera armónica. Un enfoque práctico es el desarrollo de "mezclas base de fusión", que luego pueden complementarse según sea necesario con elementos internacionales. La interpretación moderna también permite integrar los principios de especias ayurvédicas en diversos estilos de cocina internacional. Así, se puede crear una mezcla de especias contemporánea para platos mediterráneos a partir de cúrcuma, pimienta negra, cilantro y azafrán español. Esta combinación une el conocimiento ayurvédico tradicional con las preferencias de sabor mediterráneas.

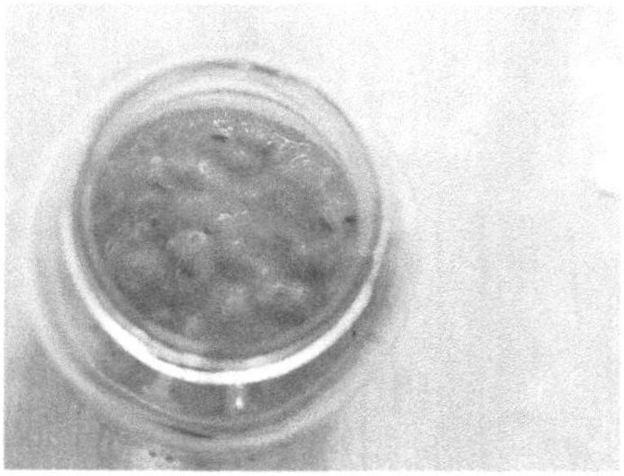

Harissa [i20]

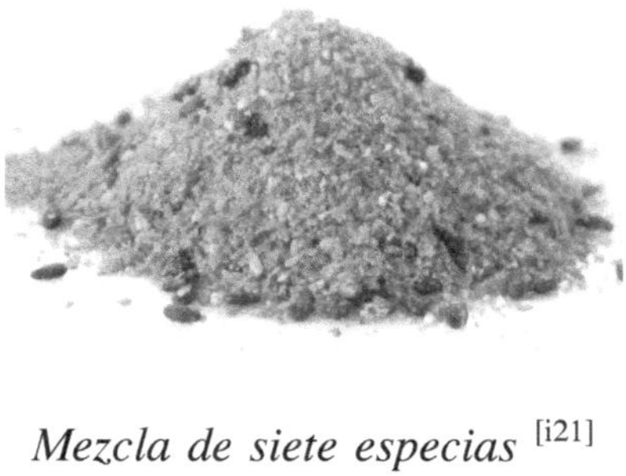

Mezcla de siete especias [i21]

Glosario

Harissa
Una pasta de especias picante del norte de África hecha de chiles molidos, ajo, comino, cilantro y aceite de oliva

Matcha
Un té verde de Japón molido en un polvo fino, que se utiliza tradicionalmente en la ceremonia del té japonesa y es rico en antioxidantes

Shichimi Togarashi
Una mezcla de especias japonesa tradicional de siete ingredientes que típicamente incluye chile, sésamo, semillas de cáñamo, nori, jengibre, pimienta de Szechuan y cáscara de cítricos

3. 2. 3. Nuevas experiencias de sabor

La exploración de nuevas experiencias de sabor en la cocina ayurvédica moderna abre posibilidades fascinantes para combinar principios tradicionales con enfoques innovadores. Surgen composiciones de sabor sorprendentes que estimulan todos los sentidos y, al mismo tiempo, respetan los principios ayurvédicos [s122]. Un campo especialmente emocionante son las creaciones de salsas modernas que combinan especias ayurvédicas tradicionales con influencias internacionales. Por ejemplo, un chutney de menta Chutney puede adquirir una dimensión de sabor completamente nueva al añadir variedades exóticas de chiles como Scotch Bonnet o Ghost Pepper. El arte radica en el equilibrio entre el picante, la dulzura y las propiedades refrescantes de la menta [s123]. Un consejo práctico para la preparación: comience con una pequeña cantidad de chiles picantes y ajuste gradualmente, ya que su intensidad no debe eclipsar los otros sabores. La presentación juega un papel central en las nuevas experiencias de sabor. Técnicas de servicio innovadoras, como el uso de mini frascos o platos diseñados especialmente, aumentan el atractivo visual y, por ende, la experiencia de sabor en su conjunto. Un método popular es la "Degustación Progresiva", donde se sirven diferentes variaciones de un plato en orden ascendente de intensidad de sabor [s124]. Así, los invitados pueden probar, por ejemplo, tres interpretaciones diferentes de un plato de curry, comenzando con una versión clásica suave hasta llegar a una variante de fusión compleja. Elementos interactivos enriquecen aún más la experiencia culinaria. Las estaciones de "Hazlo tú mismo", donde los invitados pueden crear sus propias mezclas de especias, fomentan la comprensión de la interacción de diferentes sabores [s124]. Un ejemplo práctico es un bar de especias que ofrece, además de especias ayurvédicas clásicas, componentes internacionales. Los invitados pueden, bajo la guía experta, crear su mezcla de especias personal y aprender cómo se combinan armónicamente diferentes sabores. La cocina de fusión moderna muestra de manera impresionante cómo los platos ayurvédicos tradicionales pueden reinterpretarse mediante técnicas de preparación innovadoras y ingredientes inesperados [s125]. Un ejemplo exitoso es la combinación de verduras al vapor con una salsa de chiles fermentados, tamarindo y leche de coco, que considera tanto los principios ayurvédicos como las tendencias de sabor modernas. Particularmente emocionante es el desarrollo de aperitivos de fusión que combinan ingredientes tradicionales del sur de Asia con sabores internacionales [s124]. Un ejemplo innovador es un bocado de pescado especiado, que se sirve con un chutney de menta y un toque de cítricos fermentados. Esta combinación crea una experiencia de sabor compleja que une elementos dulces, picantes, salados y ácidos de manera armónica [s122]. La artesanía se manifiesta especialmente en la cuidadosa armonización de los diferentes componentes de sabor. Cada elemento se prepara de manera individual y contribuye a la composición total [s125]. Un enfoque práctico es la "Técnica de Tres Capas", donde los sabores base, las especias y los acentos finales se preparan por separado y luego se combinan de manera específica. Para la cocina en casa, se recomienda experimentar con porciones pequeñas y añadir gradualmente nuevos elementos a platos conocidos. Por ejemplo, comience con una preparación clásica de Dal y complétela con una mezcla de especias creada por usted, que incluya influencias internacionales como pimentón ahumado o cáscaras de cítricos secas. La autenticidad de las salsas y mezclas de especias modernas se basa en el trato respetuoso con los elementos tradicionales, al mismo tiempo que se mantiene una apertura a nuevas interpretaciones [s123]. Un ejemplo exitoso es el desarrollo de pastas de especias que combinan especias ayurvédicas clásicas con elementos modernos como chiles fermentados o jengibre encurtido.

Glosario

Chutney
Una salsa picante o afrutada de la cocina india, que se utiliza tanto como guarnición como dip. Puede ser dulce, ácida, picante o una combinación de estas.

Dal
Un plato tradicional indio hecho de legumbres peladas y partidas, que se cocina hasta obtener una especie de sopa o puré.

Ghost Pepper
Uno de los chiles más picantes del mundo con más de 1 millón de unidades Scoville, también conocido como Bhut Jolokia de India.

Scotch Bonnet
Una variedad de chile extremadamente picante con una intensidad de 100,000-350,000 unidades Scoville, que tiene un sabor ligeramente afrutado.

Resumen - 3. 2. Interpretaciones modernas

- La interpretación moderna une conocimientos centenarios con métodos de preparación contemporáneos, teniendo en cuenta las necesidades individuales y las estaciones.
- Para los meses de otoño e invierno, se recomienda una mezcla de especias calentadoras compuesta de jengibre molido, pimienta negra, cardamomo y canela, que armoniza especialmente bien con alimentos terrosos como los champiñones.
- La integración de principios ayurvédicos en la cocina mediterránea se realiza a través de combinaciones como cúrcuma, pimienta negra, cilantro y romero.
- La cocina de Okinawa demuestra una exitosa síntesis de influencias chinas, japonesas y americanas con conceptos ayurvédicos.
- Formas de presentación innovadoras, como dips de especias en cucharas comestibles de harina de arroz, permiten interpretaciones contemporáneas de combinaciones tradicionales.
- La "técnica de tres capas" separa los sabores base, las especias y los acentos finales para una composición de sabor precisa.
- La cata progresiva permite experimentar diferentes variaciones de curry en intensidad ascendente.
- La combinación de azafrán y vainilla con anís estrellado crea fusiones versátiles para platos salados y dulces.
- Las modernas creaciones de salsas combinan chutneys tradicionales con variedades exóticas de chile como Scotch Bonnet o Ghost Pepper.

3. 3. 0. Dosificación y tiempo

La dosificación precisa y el momento adecuado en el uso de especias son algunos de los aspectos más fundamentales y, al mismo tiempo, más desafiantes de la cocina ayurvédica. ¿Cuánta especia es óptima para un plato determinado? ¿Cuál es el momento ideal para añadir componentes individuales? ¿Y qué papel juegan factores como la temperatura, la forma de procesamiento o las combinaciones de diferentes especias? Las respuestas a estas preguntas son complejas y se basan tanto en el conocimiento tradicional como en los hallazgos científicos modernos. Mientras que algunas reglas básicas son universales, muchos aspectos de la dosificación de especias requieren una comprensión profunda de las propiedades específicas de cada especia. El arte de la sazonación precisa no radica solo en la cantidad, sino también en la interacción del tiempo, la temperatura y el método de procesamiento. Las siguientes exposiciones ofrecen una visión sistemática de los principios de la dosificación de especias y muestran cómo, a través de un temporizado hábil, se puede liberar toda la potencia de las especias.

> *„En platos cocidos a fuego lento, como los guisos, es esencial realizar un sazonado básico con sal al inicio del proceso de cocción, para que los sabores se distribuyan de manera uniforme.“*

3. 3. 1. Fundamentos de la dosificación de especias

La dosificación correcta de las especias es un arte que requiere experiencia, sensibilidad y un entendimiento básico. Un aspecto central es el momento de la sazonado, que contribuye significativamente al resultado del sabor [s126]. En platos cocinados lentamente, como guisos o estofados, es esencial realizar un sazonado básico con sal al inicio del proceso de cocción. Esto permite que los sabores se distribuyan uniformemente en el plato y se fusionen con los otros ingredientes. Es especialmente importante el principio de la sazonado gradual. En lugar de añadir todas las especias de una vez, se recomienda sazonar en varias fases y probar repetidamente [s126]. Esto se puede demostrar bien con el ejemplo de una sopa de verduras clásica: primero, se saltea la verdura con una pizca de sal para desarrollar los sabores básicos. Después de añadir el líquido, se realiza una segunda adición moderada de sal. Solo poco antes de servir se ajusta el sabor final. La temperatura juega un papel decisivo en la percepción del sabor [s126]. Los platos calientes saben diferente a los fríos, por lo que es importante ajustar el sabor a la temperatura de servicio prevista. Un ejemplo práctico de esto es una ensalada de patatas: preparada caliente, a menudo parece estar demasiado sazonada, pero servida fría, se despliega el sabor completo y equilibrado. Al utilizar mezclas de especias, como por ejemplo para el té Masala, la dosificación es especialmente compleja [s127]. La intensidad de la bebida no solo se determina por la cantidad de especias utilizadas, sino también por el tiempo de infusión y la proporción de los componentes entre sí. Un enfoque probado es comenzar con cantidades estandarizadas y luego ajustarlas según el gusto personal. Una regla básica importante es considerar la salinidad natural de los ingredientes [s126]. Ingredientes como el queso, las verduras encurtidas o la salsa de soja ya aportan sal al plato. Al preparar un salteado asiático, por ejemplo, se deben incorporar primero los componentes salados como la salsa de soja o la salsa de ostras y solo después decidir si es necesario añadir sal adicional. Las papilas gustativas pueden fatigarse durante la cocción y la degustación [s126]. Un método probado es hacer una breve pausa después de la primera prueba y luego volver a probar. Un sorbo de agua o un bocado de pan neutro pueden ayudar a restablecer las papilas gustativas. Las preferencias y sensibilidades de sabor individuales juegan un papel importante [s126]. Mientras que algunas personas prefieren un sazonado fuerte, otras son sensibles a demasiada sal o especias picantes. Al preparar para varias personas, es recomendable sazonar con moderación y ofrecer especias adicionales para ajustar el sabor. Un método tradicional, que se utiliza especialmente en la preparación de tés de especias, es dejar en remojo las especias durante la noche [s127]. Esto permite una extracción más suave de los sabores y puede llevar a un resultado de sabor más equilibrado. A la mañana siguiente, las especias remojadas se hierven junto con hojas de té frescas y leche. El arte de la dosificación de especias también requiere un entendimiento de las interacciones entre diferentes especias. Algunas especias se potencian entre sí, mientras que otras pueden neutralizarse. Un ejemplo clásico es la combinación de chile y comino en la cocina india, que se complementan en sabor y crean una complejidad aromática.

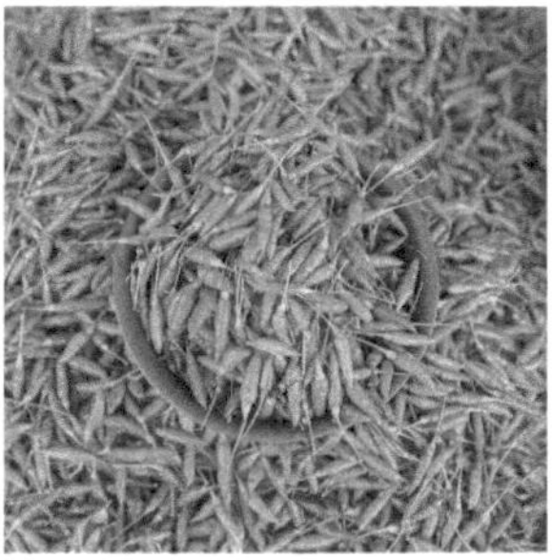

Chile [i22]

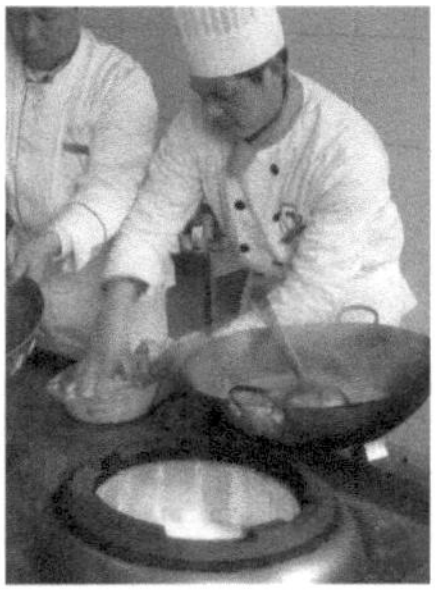

Sartén asiática [i23]

Glosario

Masala

Una designación india para mezclas de especias que se elaboran según ciertas recetas a partir de diversas especias molidas. Cada región y familia a menudo tiene sus propias recetas secretas de Masala.

3. 3. 2. Momento de añadir las especias

El momento adecuado para añadir las especias es crucial para el éxito de un plato y sigue ciertos principios básicos. Al preparar platos con diferentes componentes, el orden es especialmente importante: ingredientes densos como las verduras se añaden primero, seguidos de la carne, y finalmente se incorporan ingredientes delicados como los mariscos [s128]. Esto asegura que cada ingrediente se cocine de manera óptima y que sus sabores se expresen al máximo. El momento de salar juega un papel especial y varía según el ingrediente. En el caso de la pasta, por ejemplo, es esencial salar el agua de cocción antes de añadir la pasta. Esto permite una penetración uniforme del sabor durante el proceso de cocción [s129]. De manera similar, las legumbres secas también deben ser saladas en el agua de cocción para lograr un sabor equilibrado. Al preparar carne, se recomienda una planificación anticipada: idealmente, la carne se sala varias horas antes de cocinarla. Esto permite que la sal penetre profundamente en la carne y la sazone desde adentro [s129]. Un consejo práctico es salar la carne la noche anterior y dejarla reposar cubierta en el refrigerador. Al cocinarla al día siguiente, se obtendrá un sabor más intenso y uniforme. Los ingredientes con alto contenido de agua, como los champiñones, requieren una atención especial. Estos deben ser salados poco antes de que termine el tiempo de cocción [s129]. La razón radica en la acción osmótica de la sal: salar demasiado pronto extraería demasiada humedad de los champiñones y afectaría su textura. Un enfoque probado es dorar los champiñones primero a fuego alto para desarrollar sabores de tostado y solo salar en los últimos 2-3 minutos de cocción. El

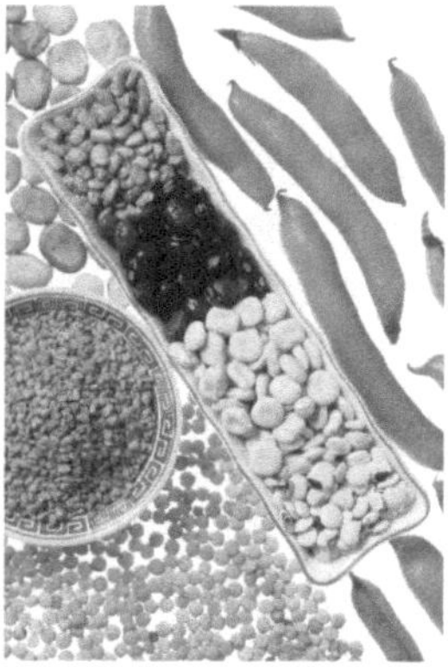

Legumbres [i24]

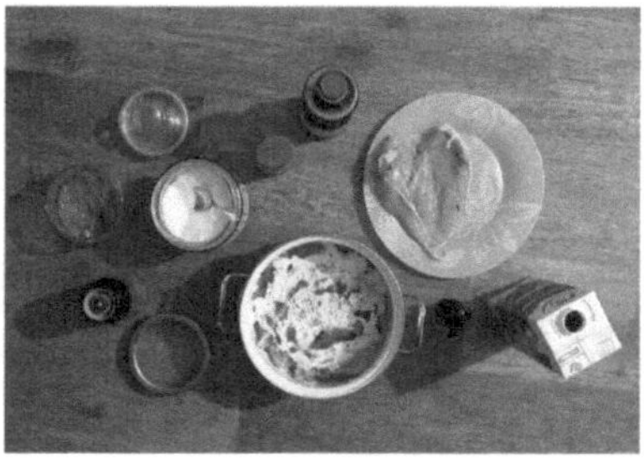

Marinadas [i25]

uso de marinadas requiere un tacto especial en la dosificación y el tiempo. La combinación de sal, especias y ácido puede intensificar el sabor a través de procesos osmóticos [s130]. Es importante considerar las diferentes influencias de los componentes de la marinada. Un ejemplo práctico: en una marinada para carne, el ácido (como el limón o el vinagre) debe añadirse poco antes de cocinar, ya que de lo contrario "pre-cocinaría" demasiado la carne y la haría dura. Para la mayoría de los platos cotidianos, la regla general es que el sazonado final debe hacerse hacia el final del tiempo de cocción [s131]. Esto permite ajustar el sabor con precisión y evitar el exceso de sazonado. Antes de servir, es esencial probar el plato y evaluarlo críticamente: ¿están equilibrados los sabores o falta algo? Un enfoque útil es hacerse la pregunta al probar: "¿Sabe solo a sal, o realmente sabe bien?" El arte del momento adecuado para sazonar requiere experiencia y atención al cocinar. Un enfoque sistemático, en el que se toman notas sobre platos exitosos y se documenta el tiempo, puede ayudar a desarrollar un sentido del momento óptimo para sazonar. Con el tiempo, se desarrolla una comprensión intuitiva de cuándo las especias alcanzan su efecto óptimo.

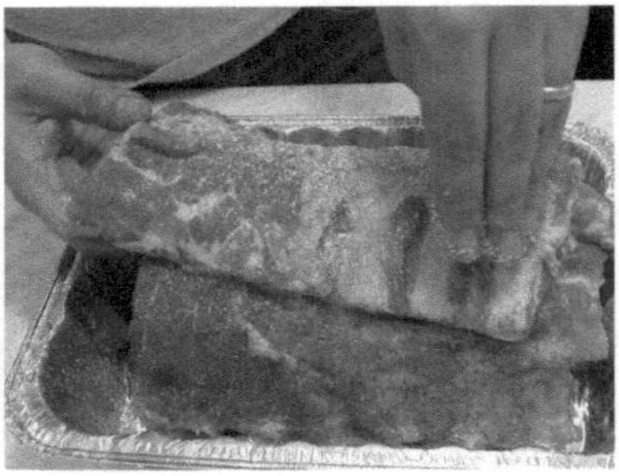

Adición de especias [i26]

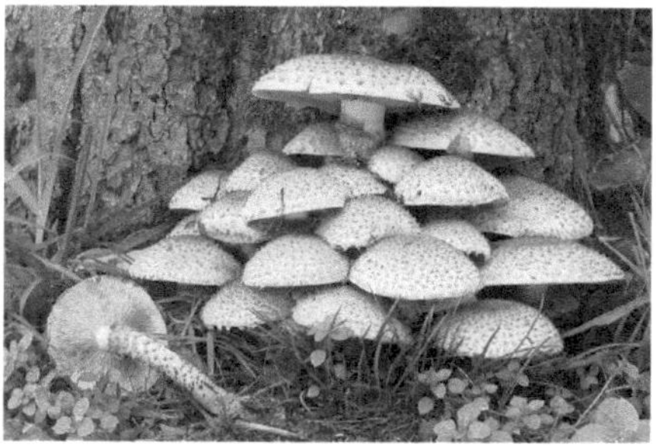

Hongos [i27]

Glosario

osmótico
Describe el proceso en el que los líquidos atraviesan una membrana semipermeable. En la cocina, este efecto ocurre cuando la sal extrae agua de los alimentos.

Marinada
Un líquido sabroso hecho de aceite, ácidos y especias, que se utiliza para marinar alimentos con el fin de realzar su sabor y hacerlos más tiernos.

3. 3. 3. Intensidad de los aromas

La intensidad de los aromas en la ciencia de las especias ayurvédicas sigue principios complejos que van más allá de la simple dosificación. Una comprensión básica de estas relaciones permite aprovechar al máximo la potencia de las especias. Es especialmente interesante la observación de que incluso pequeñas cantidades de hierbas frescas pueden aumentar la capacidad antioxidante de una comida entre dos y cuatro veces [s132]. El tratamiento superficial de las especias juega un papel central en la liberación de aromas. Esto se ilustra claramente con el jengibre: cuanto más pequeñas se cortan las piezas, mayor es la superficie de contacto y, por lo tanto, la intensidad del sabor en el plato terminado [s133]. Este conocimiento se puede aplicar a muchas otras especias. Al preparar tés de especias, por ejemplo, se recomienda romper las ramas de canela o molerlas gruesamente para liberar mejor sus aceites esenciales. El tiempo de extracción tiene una influencia significativa en la intensidad del aroma. En el caso de los tés, el tiempo de infusión óptimo varía según la fuerza deseada y la variedad utilizada [s134]. Un enfoque práctico es probar después de 3-4 minutos y luego alcanzar la intensidad deseada en intervalos de minutos. Al usar tinturas, es importante tener en cuenta que las plantas frescas son óptimas, ya que durante el secado se pueden perder componentes aromáticos importantes [s135]. La combinación con grasas juega un papel sorprendentemente importante en la liberación de aromas. La adición de grasa, por ejemplo, en forma de ghee o aceite, puede aumentar significativamente la bioverfuegbarkeit de los principios activos [s134]. En la práctica, esto significa que, por ejemplo, una mezcla de especias para curry debe ser primero tostada en aceite caliente para extraer óptimamente los componentes aromáticos solubles en grasa. La dosificación debe realizarse siempre de manera gradual, recomendándose para principiantes el método "Start low, go slow". En el caso de los tés de especias, es aconsejable comenzar con media taza (125 ml) al día y luego aumentar la cantidad según sea necesario [s134]. El efecto típicamente se manifiesta después de 30-90 minutos y puede durar varias horas. Al preparar mezclas de especias, el procesamiento separado de los componentes individuales a menudo es ventajoso. Esto permite tener en cuenta las necesidades específicas de extracción de cada especia [s135]. Un ejemplo práctico es la preparación de una compleja mezcla de Masala: mientras que especias robustas como el cardamomo pueden ser calentadas por más tiempo, los componentes más delicados como el azafrán deben añadirse más tarde. La durabilidad y el almacenamiento influyen significativamente en la intensidad del aroma. Las tinturas, por ejemplo, permanecen efectivas de seis a diez años, siendo que algunas alcanzan su potencia óptima dentro de los primeros tres años [s135]. Al almacenar especias, es importante protegerlas de la luz, el calor y la humedad para preservar sus propiedades aromáticas. Un aspecto interesante es el uso de glicerina para estabilizar los extractos de especias. La adición de un 10% de glicerina puede ayudar especialmente en preparaciones ricas en taninos, ralentizando la unión y la precipitación de los principios activos [s135]. Esto es especialmente relevante en la producción de extractos concentrados de especias para fines terapéuticos. La investigación científica ha demostrado que incluso pequeñas cantidades de especias pueden tener efectos significativos. Estudios controlados aleatorios demuestran que solo media a una cucharadita y media de ciertas especias al día son suficientes para aumentar notablemente el efecto antioxidante [s132]. Esto subraya la importancia de la dosificación precisa incluso en pequeñas cantidades.

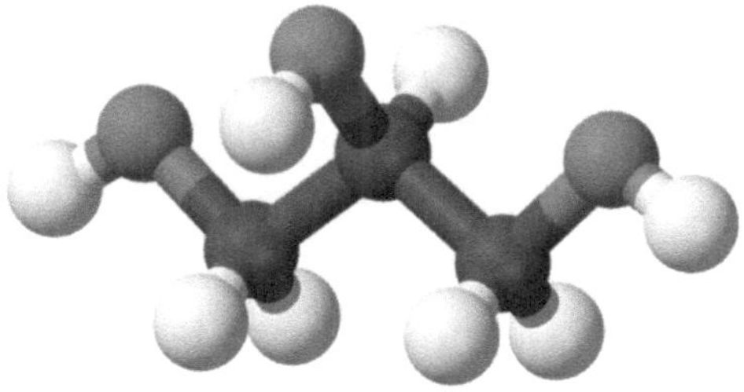

Glicerina [i28]

Resumen - 3. 3. Dosificación y tiempo

- El sazonado gradual en varias fases mejora el desarrollo del sabor y el control del aroma
- La percepción del sabor varía considerablemente con la temperatura de servicio: los platos calientes requieren un sazonado diferente al de los fríos
- Los procesos osmóticos afectan la textura de ingredientes ricos en agua como los champiñones, por lo que se debe salar solo al final
- Remojar especias durante la noche permite una extracción de aroma más suave en los tés de especias
- Pequeñas cantidades de hierbas frescas pueden aumentar la capacidad antioxidante de una comida entre 2 y 4 veces
- El tratamiento superficial de las especias determina en gran medida la liberación de aroma
- Grasas como el ghee aumentan significativamente la biodisponibilidad de los compuestos activos en las especias
- La adición del 10% de glicerina ralentiza la precipitación de compuestos en preparaciones ricas en taninos
- Las tinturas de especias mantienen su efectividad de 6 a 10 años, con una potencia óptima en los primeros 3 años
- Bastan de 0,5 a 1,5 cucharaditas de ciertas especias al día para obtener efectos antioxidantes medibles

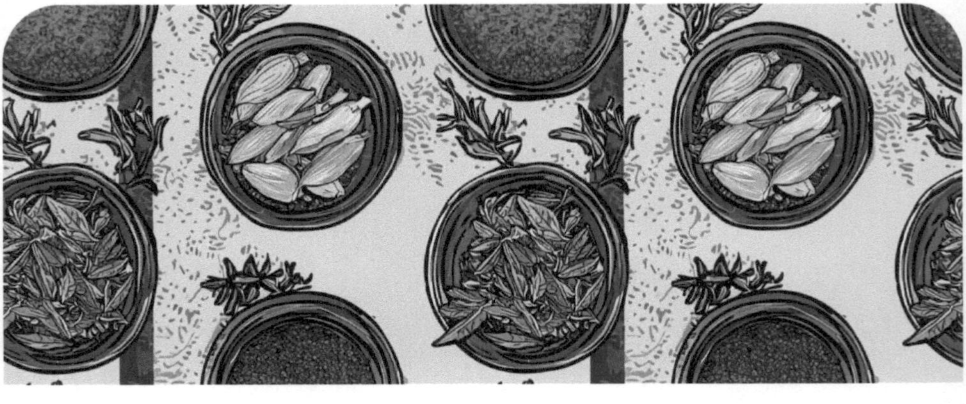

Revisión - 3. Mezclas de especias y aplicaciones

- La tradición de las mezclas de especias básicas se remonta a la Edad Media y se ha establecido como un componente fundamental de diversas culturas culinarias. En la cocina etíope, el Berbere juega un papel central como mezcla de especias indispensable para los platos Wot. La técnica del Baghaar o Chaunk, en la que las especias se fríen en aceite caliente o ghee, optimiza la liberación de los aceites esenciales. La cocina de Okinawa muestra una fascinante síntesis de influencias de especias chinas, japonesas y americanas. Pequeñas cantidades de hierbas frescas pueden aumentar la capacidad antioxidante de una comida entre dos y cuatro veces. La adición del 10% de glicerina puede ralentizar la unión y la precipitación de los principios activos en preparaciones ricas en taninos. En la preparación de carne, se debe salar varias horas antes de cocinar para que la sal pueda penetrar profundamente. Ingredientes acuosos como los champiñones deben ser salados solo poco antes de que termine el tiempo de cocción para no afectar su textura. La integración de especias no indias en mezclas ayurvédicas tradicionales abre dimensiones de sabor completamente nuevas. El arte de las mezclas de especias no solo radica en la correcta composición, sino también en la dosificación equilibrada. Con esta base teórica, será emocionante ver cómo se aplican estos principios en la práctica.

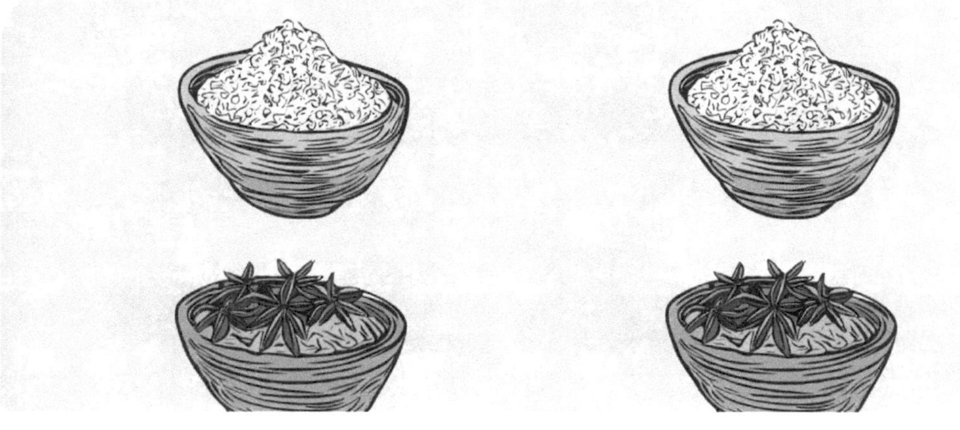

4. 0. 0. Aplicación práctica de especias

La aplicación práctica de las especias es un arte que va mucho más allá de simplemente sazonar. ¿Cómo se despliegan mejor los sutiles aromas de las diferentes especias? ¿Qué papel juega el método de procesamiento en el sabor y el efecto en la salud? ¿Y por qué hace una diferencia si las especias se tuestan, se muelen o se preparan como pasta? La tradición ayurvédica ha desarrollado a lo largo de milenios técnicas para desbloquear el pleno potencial de las especias. No se trata solo de sabor, sino también de la liberación óptima de sus propiedades terapéuticas. Desde la temperatura de tostado adecuada hasta el tiempo de remojo ideal, cada detalle influye en el resultado final. Las siguientes páginas lo guiarán a través de los métodos prácticos más importantes de procesamiento de especias y mostrarán cómo puede aplicar estas técnicas con éxito en su propia cocina. Descubrirá que incluso pequeños cambios en la preparación pueden hacer grandes diferencias en la experiencia del sabor.

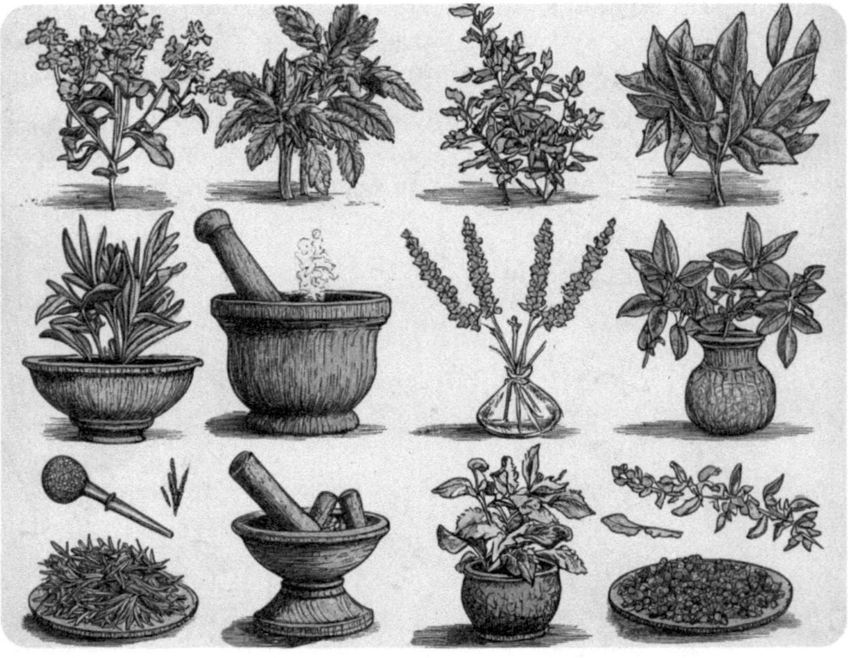

4. 1. 0. Preparación de especias

La preparación de especias es un arte que ha sido perfeccionado a lo largo de milenios. ¿Cómo despliegan las especias su pleno aroma? ¿Qué técnicas permiten la óptima liberación de sus valiosos componentes? Desde el tostado tradicional hasta la molienda cuidadosa y la elaboración de complejas pastas de especias, cada paso del proceso sigue principios precisos que influyen de manera significativa en la experiencia final del sabor. La preparación de especias ayurvédica combina la artesanía práctica con un profundo conocimiento sobre el efecto de las especias. ¿Qué papel juega la temperatura en el tostado? ¿Cuál es el momento óptimo para moler? ¿Y cómo se pueden conservar mejor los aromas obtenidos? Las siguientes páginas guían sistemáticamente a través de las técnicas más importantes de la preparación de especias y muestran cómo de especias simples se pueden desarrollar experiencias de sabor complejas.

„Las especias enteras deben ser molidas solo después de ser tostadas, ya que las especias molidas rápidamente pierden intensidad y son menos adecuadas para el proceso de tostado.“

4. 1. 1. Tostado de especias

El tostado de especias es una técnica fundamental en la cocina ayurvédica que influye significativamente en el sabor de los platos y permite que las propiedades saludables de las especias se desarrollen plenamente [s136]. Esta práctica, también conocida como tadka o temperado, se puede realizar de diversas maneras, cada una de las cuales aporta sus propias matices de sabor característicos [s137]. En el tostado seco tradicional, las especias se calientan sin añadir grasa, lo que provoca un cambio profundo en el sabor. Durante este proceso, se liberan los compuestos aromáticos volátiles y se desarrollan nuevas notas de sabor más complejas [s137]. En contraste, el tostado en aceite intensifica los aromas originales y los hace más intensos, manteniendo las especias un aroma más brillante y fresco [s137]. Se han establecido tres métodos principales para tostar especias: el tostado en pequeñas cantidades de aceite, el tostado lento con cebollas y el tostado rápido e intenso en aceite caliente [s137]. En el primer método, se comienza típicamente con las especias más grandes y robustas, añadiendo gradualmente semillas más pequeñas. Es importante utilizar una sartén pesada y controlar cuidadosamente el calor [s136]. Para obtener resultados óptimos, se deben seguir las siguientes instrucciones prácticas: calentar la sartén a fuego medio-bajo y mover continuamente las especias con una cuchara de madera para asegurar un tostado uniforme y evitar que se quemen [s136]. Un ejemplo concreto es el tostado de comino: una vez que las primeras semillas comienzan a estallar y liberan su aroma característico, se pueden añadir otras especias como semillas de mostaza o hojas de curry [s138]. El método de tostado lento, especialmente adecuado para salsas cremosas, requiere paciencia y atención. En este caso, las especias se calientan suavemente y lentamente junto con cebollas, permitiendo que los aromas se desarrollen gradualmente [s137]. Este método es particularmente adecuado para mezclas de especias complejas, donde diferentes tipos de especias deben fusionarse armoniosamente. El método de tostado rápido se utiliza a menudo como un paso final para dar un toque aromático al plato terminado. En este caso, las especias se tuestan brevemente en aceite muy caliente y luego se vierten directamente sobre el plato [s137]. Esta técnica se aplica, por ejemplo, en la refinación de Dhal o platos de arroz. Se debe prestar especial atención al uso de ghee o aceite al tostar. Las especias deben tostarse a fuego bajo hasta que liberen su aroma completo [s139]. Esto es especialmente cierto para especias delicadas como las hojas de curry, que pueden quemarse rápidamente [s140]. Un consejo práctico es reducir el calor inmediatamente una vez que las primeras especias comienzan a desprender su aroma. Curiosamente, también hay voces críticas sobre el tostado de especias. Algunos expertos argumentan que el calentamiento excesivo puede hacer que se pierdan valiosos aceites aromáticos [s141]. Para contrarrestar esto, se recomienda limitar el tiempo de tostado a unos 10 minutos y aprovechar al máximo las propiedades aromaterapéuticas de los aceites esenciales [s136]. Para la mejor expresión del sabor, siempre se deben utilizar especias enteras, que se muelen solo después de ser tostadas. Las especias molidas pierden rápidamente su intensidad y son menos adecuadas para el proceso de tostado [s136]. Un ejemplo práctico es la preparación de garam_masala: las especias enteras se tuestan primero por separado y luego se muelen juntas, desarrollando así un perfil aromático rico y complejo. El orden en que se añaden las especias juega un papel importante: las especias robustas como la canela o el cardamomo se añaden primero a la sartén, seguidas de semillas más delicadas como el comino o el cilantro [s137]. Esta técnica permite que cada especia desarrolle su perfil aromático óptimo sin quemarse o volverse amarga.

4. 1. 2. Moler y machacar

Moler y machacar especias es una técnica fundamental en la preparación de especias ayurvédicas, que contribuye significativamente a la liberación de los aromas y propiedades terapéuticas. El método tradicional con mortero y mano de mortero ocupa un lugar especial, ya que rompe óptimamente las estructuras celulares de las especias y activa los valiosos aceites esenciales y terpenos [s142]. La elección del mortero adecuado es crucial para obtener un resultado óptimo al moler. Los morteros de granito han demostrado ser especialmente versátiles y son excelentes para triturar y moler especias duras. Los morteros de mármol, por otro lado, muestran sus fortalezas al procesar ingredientes frescos, nueces y ajo [s142]. Un consejo práctico para la selección: preste atención a las superficies internas estriadas del mortero, ya que ofrecen un mejor efecto de abrasión y facilitan el proceso de molienda [s142]. Al trabajar con mortero y mano de mortero, es importante tener en cuenta algunas reglas básicas: el cuenco nunca debe llenarse más de la mitad para evitar que las especias vuelen descontroladamente [s143]. Una toalla doblada debajo del mortero no solo protege la superficie de trabajo, sino que también amortigua el ruido al machacar [s143]. La forma del mortero también juega un papel importante: un fondo ancho con paredes altas y suavemente inclinadas ofrece la superficie de molienda óptima [s142]. Para aquellos que no tienen un mortero a mano, existen métodos alternativos: con utensilios de cocina comunes como papel de hornear, un rodillo de madera y una tabla de cortar resistente, también se pueden moler especias de manera efectiva [s144]. Es importante hacer pausas regulares durante el proceso de molienda y agitar las especias para lograr un resultado uniforme [s144].

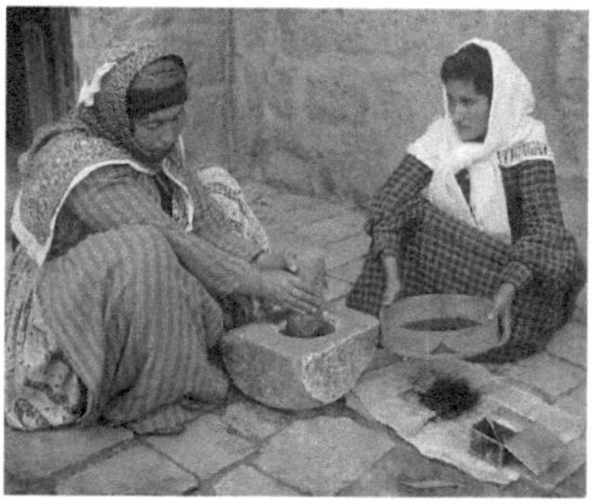

mortero [i29]

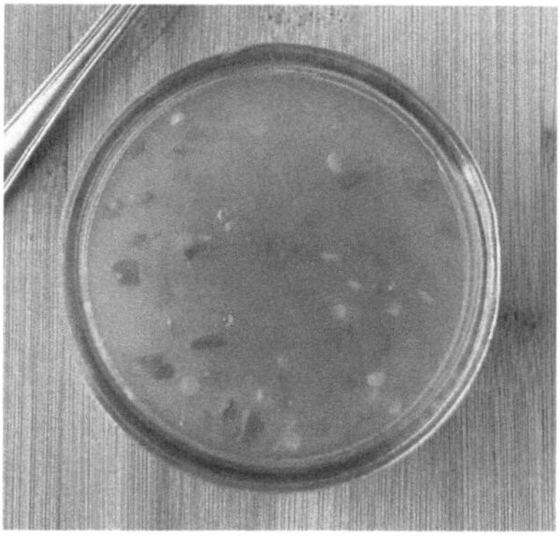

pasta de chile [i30]

Una aplicación especialmente popular de mortero y mano de mortero es la elaboración de pastas de especias, que sirven como base aromática para diversos platos [s143]. Un ejemplo clásico es la preparación de una pasta de chile: los chiles, el ajo y las chalotas se machacan hasta obtener una masa homogénea, que es perfecta como base de condimento [s143]. Muchos chefs juran por este método tradicional a pesar del mayor esfuerzo, ya que libera los aromas de manera especialmente intensa [s143]. El cuidado del mortero merece una atención especial: una limpieza suave con agua tibia suele ser suficiente, mientras que se debe evitar el uso de jabón para no dañar la superficie [s142]. Después de la limpieza, el mortero debe secarse bien para garantizar su durabilidad. Para un resultado de molienda especialmente fino, se recomienda tamizar las especias trituradas a través de un colador grueso [s144]. Este paso adicional permite una consistencia más uniforme y elimina partículas más grandes que pueden no haberse triturado completamente. La combinación de diferentes especias al moler debe ser bien pensada y depender de la respectiva ingrediente principal [s143]. Es aconsejable comenzar con pequeñas cantidades y acercarse lentamente a la intensidad deseada. Las especias recién molidas liberan un aroma significativamente más intenso que los productos ya molidos y contribuyen así en gran medida a la profundidad del sabor de los platos.

Glosario

Terpenos
Compuestos químicos naturales en las plantas que son responsables del olor característico y pueden tener propiedades beneficiosas para la salud

4. 1. 3. Remojar y Activar

El remojo y la activación de especias, legumbres y otros ingredientes es un proceso importante en la cocina ayurvédica, que no solo mejora la digestibilidad, sino que también optimiza el desarrollo del sabor [s145]. Este método tradicional se basa en la comprensión de que ciertos componentes solo pueden desplegar su máximo potencial a través de un tratamiento previo específico. En el caso de las legumbres como las lentejas, el remojo es especialmente importante para la digestibilidad. Idealmente, se deben remojar durante varias horas en abundante agua fría, desechando el agua de remojo antes de cocinar [s145]. Esto reduce las proteínas de difícil digestión y acorta considerablemente el tiempo de cocción posterior. Un ejemplo práctico: mientras que las judías no remojadas requieren aproximadamente 45-60 minutos de cocción, este tiempo se reduce a unos 30 minutos para las judías previamente remojadas [s146]. Durante el proceso de cocción en sí, hay algunos detalles importantes a tener en cuenta: si se forma espuma en la superficie, esta debe ser retirada, ya que contiene proteínas de difícil digestión [s145]. Un consejo probado de la práctica ayurvédica es salar solo después de cocinar, ya que la sal alargaría el proceso de cocción [s146]. La adición de un chorrito de jugo de limón o lima al final del proceso de cocción activa además las enzimas digestivas [s145]. El remojo también juega un papel importante en el desarrollo del sabor de las especias. Ciertas especias solo despliegan su pleno aroma después de un breve baño en agua caliente [s147]. Este método es especialmente efectivo para especias de alta calidad; los productos de menor calidad no mostrarán un desarrollo de sabor satisfactorio, incluso con el remojo [s147]. Un ejemplo práctico es la preparación de chiles secos: al remojarlos en agua caliente durante unos minutos, se ablandan y posteriormente liberan mejor sus aromas al plato. La temperatura juega un papel crucial en todos los procesos de remojo y activación. Mientras que las legumbres se remojan en agua fría, muchas especias requieren agua caliente para obtener resultados óptimos [s147]. Los platos terminados deben servirse preferiblemente calientes, especialmente en la temporada fría, para apoyar la digestión [s145]. Otro aspecto importante es el control de calidad durante el remojo. En el caso de las legumbres, el agua debe ser clara y libre de impurezas. Los ejemplares flotantes o decolorados deben ser descartados. Después del remojo, es recomendable enjuagar bien las legumbres antes de continuar con su procesamiento

[s145]. El tiempo de remojo varía según el ingrediente y el resultado deseado. Mientras que algunas especias solo necesitan unos minutos, las legumbres se benefician de un tiempo de remojo más largo, idealmente durante la noche [s146]. Un consejo práctico para la vida cotidiana: si no hay tiempo para un remojo prolongado, se puede extender el tiempo de cocción, aunque el resultado final seguirá siendo sabroso, incluso si la digestibilidad puede verse algo afectada. La combinación adecuada de remojo, activación y posterior preparación es crucial para el éxito de los platos ayurvédicos. Es importante cocinar los ingredientes hasta la consistencia deseada; especialmente en el caso de las legumbres, se debe prestar atención a una textura suave y bien digerible, y no servirlas al dente [s145].

4. 1. 4. Preparar pastas de especias

La elaboración de pastas de especias es una técnica central de la cocina ayurvédica, que permite desarrollar sabores complejos y conservarlos de manera óptima. El proceso comienza típicamente con el asado cuidadoso de las especias en una sartén seca, lo que permite que sus aceites esenciales se liberen y se desprendan aromas intensos [s148]. Para una pasta base de curry clásica, se preparan primero ingredientes frescos como cebollas, tomates, jengibre y ajo. Estos forman la base aromática de la pasta [s149]. Las cebollas se pican finamente o se trituran en un procesador de alimentos, mientras que el jengibre y el ajo se pelan y también se pican finamente. Opcionalmente, se puede añadir chile verde para obtener un toque más picante [s149]. El procesamiento se lleva a cabo en varios pasos: primero, las especias tostadas se muelen en un mortero o en un molinillo de especias hasta obtener un polvo fino. Luego, los ingredientes frescos se procesan en el procesador de alimentos hasta obtener una masa homogénea [s148]. Un consejo práctico es no triturar los ingredientes durante demasiado tiempo, ya que de lo contrario se liberará demasiada humedad y la pasta quedará demasiado líquida.

La verdadera refinación de la pasta ocurre al sofreírla en aceite. Primero, se tuestan brevemente especias como hojas de laurel antes de añadir la masa triturada [s149]. Una característica importante para el tiempo de cocción perfecto es el momento en que el aceite se separa de la pasta y esta adquiere un color dorado. Esto puede tardar entre 15 y 20 minutos, dependiendo de la cantidad. Para sazonar la pasta, se utilizan diferentes polvos de especias como chile, cilantro, cúrcuma, así como una mezcla equilibrada de especias [s149]. Estas se incorporan gradualmente, siendo importante remover continuamente para evitar que se queme. La pasta terminada debe tener una consistencia cremosa y un aroma intensamente aromático. La durabilidad de la pasta de especias puede optimizarse mediante un almacenamiento adecuado. En el refrigerador, se conserva hasta tres días, y congelada, incluso varios meses

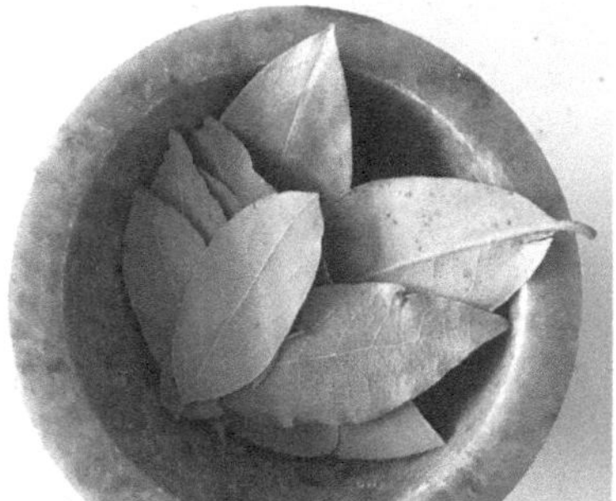

hojas de laurel [i31]

[s150]. Un consejo práctico es porcionar la pasta en moldes de cubitos de hielo antes de congelarla, de modo que se puedan extraer pequeñas cantidades según sea necesario. Para utilizar la pasta en los platos, primero se sofríe en aceite caliente hasta que se liberen los aromas. Luego, se añade líquido como agua o caldo y se puede combinar con diferentes proteínas o verduras [s150]. La cantidad de pasta utilizada depende de la intensidad deseada del plato. Una especial sofisticación se logra al añadir hierbas frescas como cilantro al final [s149]. Estas no solo aportan un toque fresco al plato, sino que también apoyan la digestibilidad según la enseñanza ayurvédica. La versatilidad de la pasta de especias se manifiesta en su aplicación: puede usarse como base para currys, como marinada para verduras o carne, o como ingrediente sazonador en sopas y guisos. La receta base se puede adaptar según el gusto personal y los principios del Ayurveda.

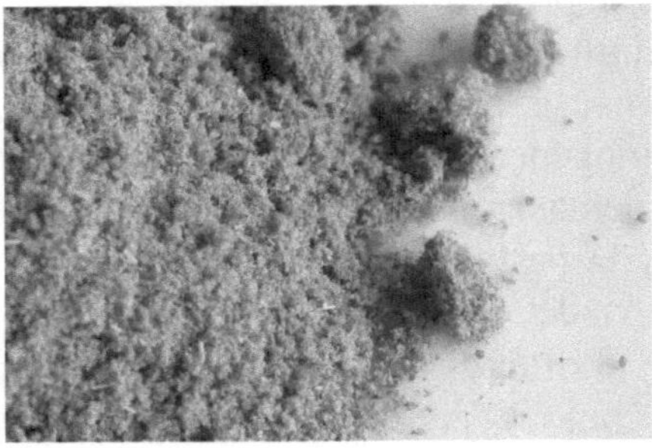

Mezcla de especias [i32]

Glosario

aceites esenciales

Aceites vegetales volátiles y fragantes que se obtienen mediante destilación o prensado y son responsables del olor característico de las especias

Resumen - 4. 1. Preparación de especias

- El tostado de especias es conocido como Tadka o temperado y puede realizarse en seco o en aceite.
- El tostado en seco produce notas de sabor más complejas, mientras que el tostado en aceite realza los aromas originales.
- El orden al tostar comienza con especias robustas como la canela, seguido de especias más delicadas como el comino.
- Los morteros de granito son especialmente adecuados para especias duras, mientras que los morteros de mármol son ideales para ingredientes frescos y nueces.
- Las superficies rugosas del mortero ofrecen un mejor efecto de abrasión al moler.
- El cuenco del mortero debe llenarse como máximo hasta la mitad para un control óptimo.
- Las pastas de especias, como base aromática, se elaboran tradicionalmente en el mortero para una liberación de aromas más intensa.
- El remojo reduce las proteínas de difícil digestión y acorta considerablemente el tiempo de cocción.
- La sal debe añadirse solo después de cocinar, ya que prolonga el proceso de cocción.
- Los chiles secos desarrollan mejores aromas al remojarse en agua caliente.
- La pasta base de curry es óptima cuando el aceite se separa de la masa y se vuelve dorado.
- Las pastas de especias se pueden conservar en el congelador durante varios meses y se pueden porcionar en bandejas de cubitos de hielo.

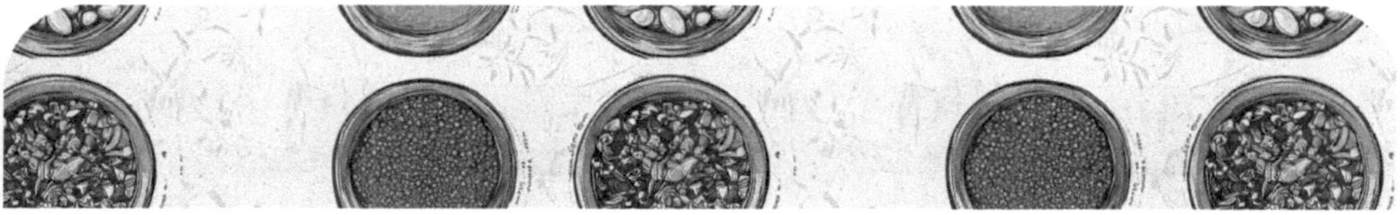

Revisión - 4. Aplicación práctica de especias

- El tostado de especias es conocido como Tadka o temperado y puede realizarse en seco o en aceite.
- El tostado en seco provoca un cambio profundo en el sabor debido a la liberación de compuestos aromáticos volátiles.
- Tostar en aceite realza los aromas originales y conserva notas más brillantes.
- Los morteros de granito son especialmente adecuados para especias duras, mientras que los morteros de mármol son ideales para ingredientes frescos.
- Las superficies interiores estriadas del mortero ofrecen una mejor acción de abrasión al moler.
- El cuenco del mortero debe llenarse como máximo hasta la mitad.
- Las pastas de especias desarrollan aromas complejos al tostar las especias y se conservan bien.
- Para las pastas base de curry, las especias tostadas se muelen primero y luego se procesan con ingredientes frescos.
- El punto óptimo de cocción de la pasta se alcanza cuando el aceite se separa de la masa.
- El remojo reduce las proteínas de difícil digestión y acorta considerablemente el tiempo de cocción.
- La sal debe añadirse solo después de cocinar, ya que prolonga el proceso de cocción.
- Los cítricos activan además las enzimas digestivas al final del proceso de cocción.
- Las especias de alta calidad desarrollan su pleno aroma solo después de un breve baño en agua caliente.
- El tiempo de remojo varía considerablemente: desde unos minutos para las especias hasta toda la noche para las legumbres.

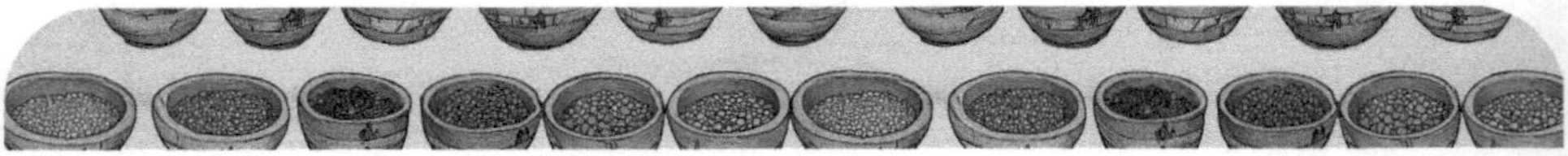

Ofertas adicionales gratuitas planificadas

Nos complace poder ofrecerle en el futuro materiales complementarios gratuitos para este libro:

- Un capítulo bonus exclusivo con contenido adicional
- Un resumen compacto de todo el libro en formato PDF

Se prevé que estos materiales se publiquen en enero de 2025.
Le invitamos a visitar nuestro sitio web hoy mismo. Cuando se lance nuestro servicio de boletín (previsto para enero de 2025), podrá registrarse para recibir actualizaciones y no perderse ninguna novedad sobre las ofertas adicionales gratuitas.

SaageBooks.com/es/ciencia_de_las_especias_ayurvedicas-bonus-BA7CMH

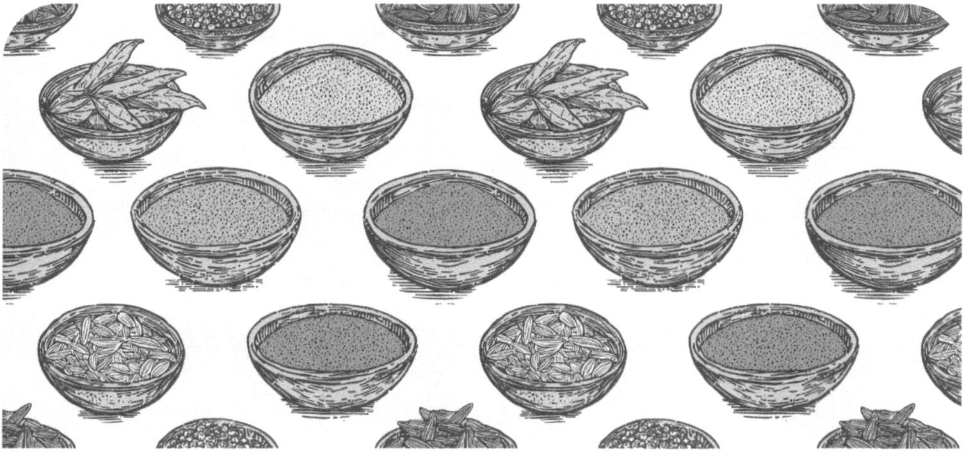

Estimados lectores,

Me siento profundamente honrado de que hayan dedicado tiempo a leer mi libro de principio a fin. Como autor, mi mayor deseo es proporcionarles ideas valiosas y orientación práctica. Su confianza en mi trabajo significa mucho para mí. Espero que la lectura haya sido enriquecedora para ustedes. Si tienen alguna pregunta o sugerencia, no duden en contactarme a través de nuestro sitio web.

Si han disfrutado de este libro, agradecería enormemente una reseña honesta. Su opinión es importante para mí y ayuda a otros lectores a tomar su decisión. Pueden dejar fácilmente su valoración honesta en la plataforma de venta donde compraron el libro.
¡Gracias por su apoyo!

Artemis Saage

Saage Media GmbH

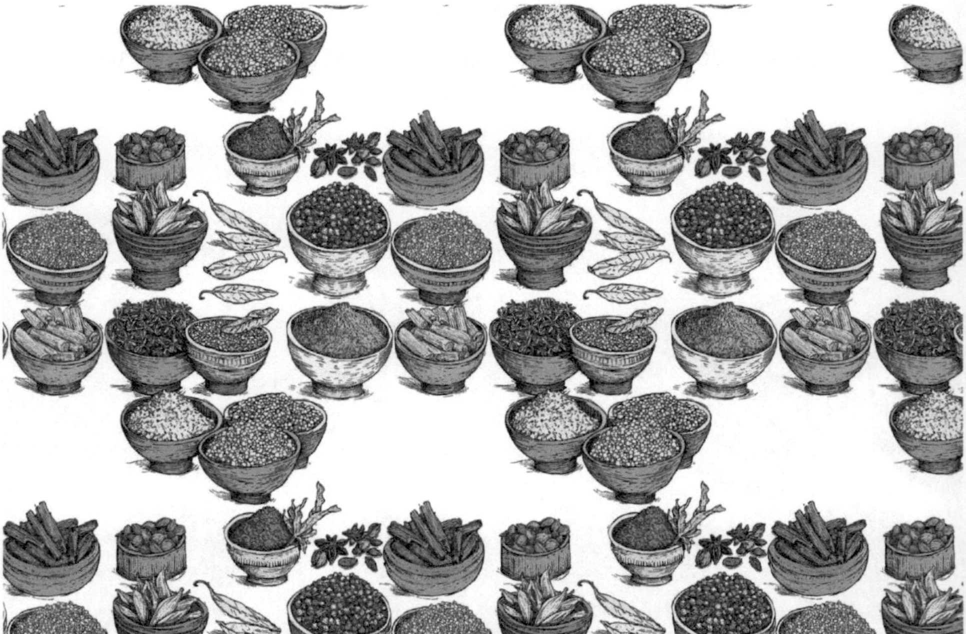

SaageBooks.com/es

¡Descubre más! Nuestro sitio web editorial te ofrece una variada selección de libros adicionales y publicaciones emocionantes. Además de contenido gratuito y materiales exclusivos de bonificación, encontrarás información detallada sobre nuestras obras. Explora nuestra extensa oferta digital y déjate inspirar por experiencias adicionales de lectura. Como servicio especial, ofrecemos contenido tanto gratuito como de pago para complementar perfectamente tu experiencia de lectura.

SaageBooks.com/es

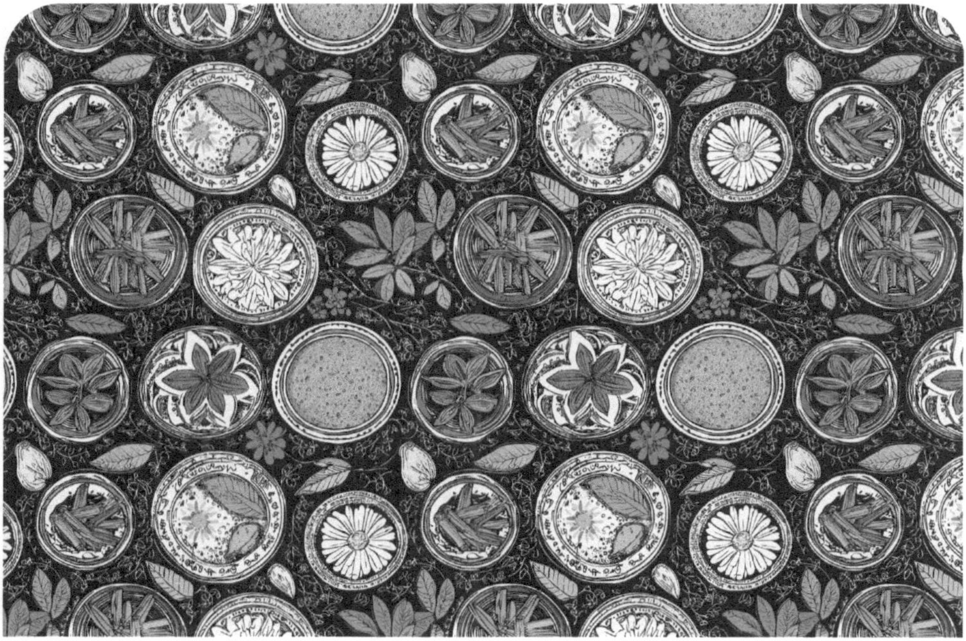

Fuentes

Mi sincero agradecimiento a todos los autores de las fuentes científicas y no científicas citadas, a los operadores de los sitios web referenciados y a los creadores de las imágenes, gráficos y estudios utilizados, cuyo valioso trabajo ha contribuido significativamente a la creación de este libro.
Para más información, le recomiendo visitar los sitios web de las fuentes.

Todas las fuentes fueron consultadas por última vez el: 2025-01-08

[s1] - https://pdfs.semanticscholar.org/1da4/d16cd1d313c6f51f1a3d8ba8177f43325844.pdf
Autor: Marilena Gilca Dorin Dragos **Título:** Extraoral Taste Receptor Discovery: New Light on Ayurvedic Pharmacology
Fecha de lanzamiento: 31 May 2017 **Sitio web:** Hindawi
Editorial: Hindawi Publishing Corporation

[s2] - https://sivanandayogafarm.org/blog/ayurvedic-herbs-and-six-tastes/
Autor: Swami Adi Parashaktiananda **Título:** Ayurvedic herbs and six tastes
por: Sivananda Yoga Farm **Fecha de lanzamiento:** 20200111
Sitio web: Sivananda Yoga Farm

[s3] - https://holistic-pet-care.com/ayurveda-in-veterinary-medicine/
Autor: Dr Tejinder Sodhi DVM CVC **Título:** Ayurveda in Veterinary Medicine
por: Holistic Pet Care **Sitio web:** holisticpetcarecom

[s4] - https://bettergreenhealth.com/an-understanding-of-six-tastes-or-rasas/
Autor: Kaylin Ruth Vandermissen **Título:** An Understanding Of Six Ayurvedic Tastes
Fecha de lanzamiento: August 6 2022 **Sitio web:** Better Green Health

[s5] - https://happytummy.aashirvaad.com/en/healthy-eating/ayurvedic-diet-its-benefits-foods-to-eat-and-avoid-as-per-your-doshas/
Autor: Shruti Jain Dr Rashi Gupta BAMS **Título:** Ayurvedic Diet: Its Benefits Foods to Eat and Avoid as per Your Doshas
por: Aashirvaad **Fecha de lanzamiento:** 07 Nov 2024
Sitio web: Happy Tummy

[s6] - https://sanjeevanam.com/blog/ayurvedas-influence-on-keralas-traditional-cuisine/
Título: Ayurvedas Influence on Keralas Traditional Cuisine **por:** Sanjeevanam
Fecha de lanzamiento: March 21 2024 **Sitio web:** sanjeevanamcom

[s7] - https://vibrationalayurveda.com/food-details
Título: Food Details **por:** Vibrational Ayurveda
Sitio web: Vibrational Ayurveda

[s8] - http://www.itmonline.org/arts/ayurherb.htm
Autor: Subhuti Dharmananda PhD **Título:** Ayurvedic Herbal Medicine and its Relation to Chinese Herbal Medicine
por: Institute for Traditional Medicine **Sitio web:** ITM Online

[s9] - https://pubmed.ncbi.nlm.nih.gov/35015278/
Autor: Simone Maree Ormsby **Título:** Hot and Cold Theory: Evidence in Nutrition
por: NICM Health Research Institute Western Sydney University **Fecha de lanzamiento:** 2021
Sitio web: PubMed **Editorial:** Springer Nature Switzerland AG

[s10] - https://www.natureshum.net/blog/spices-to-warm-you-up
Autor: Humaira Quraishi ND MS **Título:** Spices To Warm You Up
por: Tebra Inc **Sitio web:** natureshumnet

[s11] - https://www.hdfcergo.com/health-insurance/wellness-corner/cooling-ayurvedic-herbs
Título: 16 Ayurvedic Herbs to Cool Off As Temperatures Rise **por:** HDFC ERGO
Fecha de lanzamiento: July 18 2024 **Sitio web:** HDFC ERGO

[s12] - https://holistic-pet-care.com/ayurveda-in-veterinary-medicine/
Autor: Dr Tejinder Sodhi DVM CVC **Título:** Ayurveda in Veterinary Medicine
por: Holistic Pet Care **Sitio web:** holisticpetcarecom

[s13] - https://www.adb.org/sites/default/files/institutional-document/633886/adou2020bp-asian-traditions-wellness.pdf
Autor: Gerard Bodeker **Título:** Asian Traditions of Wellness
por: Asian Development Bank **Sitio web:** Asian Development Bank

[s14] - https://fppn.biomedcentral.com/articles/10.1186/s43014-022-00089-x
Autor: K S Gayathry Jenny Ann John **Título:** A comprehensive review on bitter gourd M omordica charantia L as a gold mine of functional bioactive components for therapeutic foods
Fecha de lanzamiento: 20220525 **Sitio web:** BMC Food Production Processing and Nutrition
Editorial: BioMed Central

[s15] - http://www.itmonline.org/arts/ayurherb.htm
Autor: Subhuti Dharmananda PhD **Título:** Ayurvedic Herbal Medicine and its Relation to Chinese Herbal Medicine
por: Institute for Traditional Medicine **Sitio web:** ITM Online

[s16] - https://www.phytojournal.com/archives/2019/vol8issue1/PartX/8-1-217-217.pdf
Autor: Joshi AA Pawar VS Bhokre CK Dr Sawate AR **Título:** Preparation and quality evaluation of Ma harashtrian traditional pulse cereal spice mix M etkut
por: Vasantrao Naik Marathwada Krishi Vidyapeeth **Fecha de lanzamiento:** 20190101
Sitio web: Journal of Pharmacognosy and Phytochemistry

[s17] - https://www.ncbi.nlm.nih.gov/books/NBK92752/
Autor: Sahdeo Prasad Bharat B Aggarwal **Título:** Herbal Medicine: Biomolecular and Clinical Aspects
por: National Library of Medicine National Institutes of Health **Fecha de lanzamiento:** 2011
Sitio web: NCBI **Editorial:** CRC PressTaylor Francis

[s18] - https://www.indianhealthyrecipes.com/lemon-pickle/
Autor: Swasthi **Título:** Lemon Pickle Recipe
por: Indian Healthy Recipes **Fecha de lanzamiento:** April 2 2023
Sitio web: Indian Healthy Recipes

[s19] - https://www.biryanipotirvine.com/authenticity-impact-values-in-every-bite.html
Título: The Impact of Authenticity: Why Our Values Matter in Every Bite **por:** Biryani Pot
Sitio web: Biryani Pot

[s20] - https://journalofethnicfoods.biomedcentral.com/articles/10.1186/s42779-023-00213-3
Autor: Rajnee Lata Ved Prakash Jaiswal Veena Paul Abhishek Dutt Tripathi Aparna Agarwal Dinesh Chandra Rai **Título:** Standardization of process variables for development of traditional Indian dairy product h erbal apple rabri with improved organoleptic textural antioxidants functional attributes and shelf life
Fecha de lanzamiento: 11 December 2023 **Sitio web:** Journal of Ethnic Foods
Editorial: Springer Nature

[s21] - https://www.ncbi.nlm.nih.gov/books/NBK92752/
Autor: Sahdeo Prasad Bharat B Aggarwal **Título:** Herbal Medicine: Biomolecular and Clinical Aspects
por: National Library of Medicine National Institutes of Health **Fecha de lanzamiento:** 2011
Sitio web: NCBI **Editorial:** CRC PressTaylor Francis

[s22] - https://journalofethnicfoods.biomedcentral.com/articles/10.1186/s42779-023-00213-3
Autor: Rajnee Lata Ved Prakash Jaiswal Veena Paul Abhishek Dutt Tripathi Aparna Agarwal Dinesh Chandra Rai **Título:** Standardization of process variables for development of traditional Indian dairy product h erbal apple rabri with improved organoleptic textural antioxidants functional attributes and shelf life
Fecha de lanzamiento: 11 December 2023 **Sitio web:** Journal of Ethnic Foods
Editorial: Springer Nature

[s23] - https://ayurveda.com/incompatible-food-combining/
Autor: Usha and Vasant Lad BAMS MASc **Título:** Food Combinations to Avoid as per Ayurveda
por: The Ayurvedic Institute **Fecha de lanzamiento:** August 24 2021
Sitio web: ayurvedacom

[s24] - https://ijarsct.co.in/Paper13737.pdf
Autor: Mrs Simoene Dias **Título:** Exploring the Alchemy of Taste: A Compre hensive Analysis of Food Pairing and Flavour Combinations
por: AnjumanIIslams College of Hotel Tourism Management Studies Research Mumbai **Fecha de lanzamiento:** January 2023
Sitio web: wwwijarsctcoin **Editorial:** International Journal of Advanced Research in Science Communication and Technology IJARSCT

[s25] - https://recipes.timesofindia.com/web-stories/9-best-food-combinations-suggested-by-ayurveda/photostory/108351184.cms
Autor: Kritika Pushkarna **Título:** 9 best food combinations suggested by Ayurveda
por: Times of India **Fecha de lanzamiento:** Mar 9 2024
Sitio web: Times of India

[s26] - https://www.kuchatea.com/blog/mulled-cider-teas/
Autor: Douglas Brown **Título:** Add Zest and Zing to Mulled Cider With Tea Blends
por: Ku Cha **Fecha de lanzamiento:** September 21 2022
Sitio web: Ku Cha Tea

[s27] - https://ayurveda.com/incompatible-food-combining/
Autor: Usha and Vasant Lad BAMS MASc **Título:** Food Combinations to Avoid as per Ayurveda
por: The Ayurvedic Institute **Fecha de lanzamiento:** August 24 2021
Sitio web: ayurvedacom

[s28] - https://senseandedibility.com/garam-masala-spice-blend/
Autor: Marta Rivera **Título:** Garam Masala Spice Blend
por: Sense Edibility **Fecha de lanzamiento:** February 15 2018
Sitio web: Sense Edibility

[s29] - https://www.ncbi.nlm.nih.gov/books/NBK92775/
Autor: Ann M Bode Zigang Dong **Título:** Herbal Medicine: Biomolecular and Clinical Aspects
por: National Library of Medicine National Institutes of Health **Fecha de lanzamiento:** 2011
Sitio web: NCBI **Editorial:** CRC PressTaylor Francis

[s30] - https://www.britannica.com/plant/ginger
Autor: The Editors of Encyclopaedia Britannica **Título:** Ginger Description Plant Spice Rhizome Uses Flavor Facts
por: Encyclopaedia Britannica Inc **Fecha de lanzamiento:** Nov 23 2024
Sitio web: Britannica **Editorial:** Encyclopaedia Britannica Inc

[s31] - https://dietitianjohna.com/ginger-cinnamon-and-clove-tea-hot-or-cold/
Autor: Johna Burdeos RD **Título:** Ginger Cinnamon and Clove Tea Hot or Cold
por: Dietitian Johna **Fecha de lanzamiento:** February 2024
Sitio web: dietitianjohnacom

[s32] - https://www.urmc.rochester.edu/encyclopedia/content.aspx?contenttypeid=1&contentid=1169
Título: A Guide to Common Medicinal Herbs **por:** University of Rochester Medical Center
Sitio web: URMC

[s33] - https://simhcottumwa.org/what-is-ginger-good-for-health-benefits-side-effects-drug-interactions/
Autor: Ann Schreiber **Título:** What Is Ginger Good For? Health Benefits Side Effects Drug Interactions
por: US National Center for Complementary and Integrative Health **Fecha de lanzamiento:** August 17 2023
Sitio web: Southern Iowa Mental Health Center

[s34] - https://pubmed.ncbi.nlm.nih.gov/38474869/
Autor: Joanna Szymczak Bogna GrygielGrniak Judyta CieleckaPiontek **Título:** Zingiber Officinale Roscoe: The Antiarthritic Potential of a Popular SpicePreclinical and Clinical Evidence
por: Poznan University of Medical Sciences **Fecha de lanzamiento:** 20240305
Sitio web: pubmedncbinlmnihgov **Editorial:** Nutrients

[s35] - https://www.health.com/turmeric-and-ginger-benefits-8609865
Autor: Isabel Vasquez RD LDN **Título:** Benefits of Turmeric and Ginger Together According to a Dietitian
por: Health **Fecha de lanzamiento:** April 8 2024
Sitio web: Health **Editorial:** Dotdash Meredith

[s36] - https://www.ncbi.nlm.nih.gov/books/NBK92752/
Autor: Benzie IFF WachtelGalor S **Título:** Herbal Medicine: Biomolecular and Clinical Aspects
por: National Library of Medicine National Institutes of Health **Fecha de lanzamiento:** 2011
Sitio web: NCBI **Editorial:** CRC PressTaylor Francis

[s37] - https://www.palomahealth.com/learn/benefits-turmeric-curcumin-thyroid
Autor: Julia Walker RN BSN **Título:** Health Benefits Of Turmeric and Curcumin For Thyroid
por: Paloma Health **Fecha de lanzamiento:** 4112022
Sitio web: Paloma Health

[s38] - https://www.bbcgoodfood.com/health/nutrition/health-benefits-turmeric
Autor: Jo Williams Registered nutritionist **Título:** Top 11 health benefits of turmeric
por: Good Food **Fecha de lanzamiento:** 20230912
Sitio web: BBC Good Food **Editorial:** Good Food

[s39] - https://consensus.app/home/blog/does-turmeric-reduce-inflammation/
Autor: Consensus AI **Título:** Does Turmeric Reduce Inflammation?
por: Consensus **Sitio web:** Consensus

[s40] - https://pubmed.ncbi.nlm.nih.gov/29065496/
Autor: Susan J Hewlings Douglas S Kalman **Título:** Curcumin: A Review of Its Effects on Human Health
Fecha de lanzamiento: 20171022 **Sitio web:** PubMed
Editorial: MDPI

[s41] - https://pubmed.ncbi.nlm.nih.gov/27213821/
Autor: Alexandra R Vaughn Amy Branum Raja K Sivamani **Título:** Effects of Turmeric Curcuma longa on Skin Health: A Systematic Review of the Clinical Evidence
por: Lasya Wellness Vitality **Fecha de lanzamiento:** 20160523
Sitio web: PubMed **Editorial:** John Wiley Sons Ltd

[s42] - https://www.health.com/turmeric-and-ginger-benefits-8609865
Autor: Isabel Vasquez RD LDN **Título:** Benefits of Turmeric and Ginger Together According to a Dietitian
por: Health **Fecha de lanzamiento:** April 8 2024
Sitio web: Health **Editorial:** Dotdash Meredith

[s43] - https://www.signos.com/food-comparison/curcumin-vs-turmeric
Título: Curcumin vs Turmeric Explained **por:** Signos
Sitio web: Signos

[s44] - https://medicalxpress.com/news/2018-09-health-benefits-turmeric.html
Autor: Anya Guy **Título:** Are there health benefits to taking turmeric?
por: Mayo Clinic News Network **Fecha de lanzamiento:** 20180921
Sitio web: Medical Xpress **Editorial:** Mayo Foundation for Medical Education and Research

[s45] - https://www.healthieruny.com/resources/is-turmeric-good-for-thyroid
Autor: Dr Donna Sergi **Título:** Spice Up Your Thyroid Health With Turmeric
por: HealthierU **Fecha de lanzamiento:** October 22 2024
Sitio web: healthierunycom

[s46] - https://discover.texasrealfood.com/vitality-vault/what-are-the-health-benefits-of-galangal
Título: The Medicinal Power of Galangal **por:** Texas Real Food
Sitio web: Texas Real Food

[s47] - https://www.maykaidee.com/ingredients/galangal
Título: Galangal **por:** May Kaidee Company
Sitio web: May Kaidee

[s48] - http://www.aimspress.com/article/doi/10.3934/agrfood.2024057?viewType=HTML
Autor: R Amilia Destryana Teti Estiasih Sukardi Dodyk Pranowo **Título:** The potential uses of Galangal Alpinia sp essential oils as the sources of biologically active compounds
por: AIMS Press **Fecha de lanzamiento:** 02 December 2024
Sitio web: AIMS Agriculture and Food **Editorial:** AIMS Press

[s49] - https://www.health.com/galangal-benefits-8675420
Autor: Lindsey DeSoto RD
Título: Health Benefits of Galangal
por: Health
Fecha de lanzamiento: July 31 2024
Sitio web: Health
Editorial: Dotdash Meredith

[s50] - https://www.vin.com/apputil/content/defaultadv1.aspx?id=7259168&pid=14365&print=1
Autor: B Fougere BSc BVMS hons MODT BHSc Comp Med MHSc Herb med CVA CVCP CVBM
Título: Popular Thai Culinary Herbs and How They Can Help Companion Animals
por: College of Integrative Veterinary Therapies
Fecha de lanzamiento: 2015
Sitio web: VIN
Editorial: World Small Animal Veterinary Association

[s51] - https://www.urmc.rochester.edu/encyclopedia/content.aspx?contenttypeid=19&contentid=Licorice
Título: Licorice Root
por: University of Rochester Medical Center
Sitio web: URMC

[s52] - https://unitproj.library.ucla.edu/biomed/spice/index.cfm?displayID=17
Título: Learning about Spices
por: UCLA Louise M Darling Biomedical Library
Sitio web: UCLA Biomedical Library
Editorial: Regents of the University of California

[s53] - https://www.florajournal.com/vol2issue2/june2014/23.1.pdf
Autor: Monica Damle
Título: Glycyrrhiza glabra Liquorice a potent medicinal h erb
por: SVKMs Dr Bhanuben Nanavati College of Ph armacy
Fecha de lanzamiento: 20082014
Sitio web: International Journal of Herbal Medicine

[s54] - https://medcraveonline.com/JAPLR/JAPLR-05-00156
Título: Journal of Analytical Pharmaceutical Research
por: MedCrave
Sitio web: medcraveonlinecom

[s55] - https://yogachicago.com/2014/01/the-karma-of-plants/
Autor: Gary Gran
Título: The Karma of Plants
por: Yoga Chicago Ltd
Fecha de lanzamiento: MarApr 2011
Sitio web: Yoga Chicago

[s56] - https://afju.springeropen.com/articles/10.1186/s12301-020-00111-z
Autor: Bibi Sedigheh Fazly Bazzaz Sareh Darvishi Fork Reza Ahmadi Bahman Khameneh
Título: Deep insights into urinary tract infections and ef fective natural remedies
por: Springer
Fecha de lanzamiento: 20210107
Sitio web: African Journal of Urology
Editorial: Springer

[s57] - https://www.florajournal.com/archives/2018/vol6issue2/PartB/7-1-27-280.pdf
Autor: Neha Vutakuri Sita Somara
Título: Natural and herbal medicine for breast cancer using Elettaria cardamomum L Maton
Fecha de lanzamiento: 20180214
Sitio web: International Journal of Herbal Medicine

[s58] - https://www.12tree.de/our-products-1
Título: Our Products
por: 12Tree
Sitio web: 12Tree

[s59] - https://www.balyanputrasriwijaya.com/search/label/Spice
Título: Spice Exporter
por: Balyan Putra Sriwijaya
Fecha de lanzamiento: 7192023
Sitio web: balyanputrasriwijayacom

[s60] - https://environment.fiu.edu/what-we-study/projects/food-forest-initiative/_assets/food-forest-guide.pdf
Autor: Laura McCoy Alex Crow Jennifer Perez rika Rocha Guimares
Título: Common Tropical Food Forest Plants of South Florida
por: Florida International University FIU
Sitio web: Florida International University
Editorial: The Education Fund

[s61] - https://www.vahrehvah.com/indianfood/cardamom
Título: Everything about Cardamom
por: Vahrehvah
Sitio web: Vahrehvah

[s62] - https://www.michellebessudo.com/blog/tumeric-chai-hot-chocolate
Título: Immune system boosting Tumeric chai hot chocolate
por: Michelle Bessudo
Sitio web: michellebessudocom

[s63] - https://www.plantsjournal.com/archives/2018/vol6issue3/PartB/6-3-36-573.pdf
Autor: Anupam KR Sachan Sunil Kumar Kiran Kumari Deepti Singh
Título: Medicinal uses of spices used in our traditional c ulture: World wide
por: Dayanand Dinanath College Institute of P harmacy
Fecha de lanzamiento: 20180424
Sitio web: Journal of Medicinal Plants Studies

[s64] - https://www.britannica.com/plant/cardamom
Autor: Gregory Lewis McNamee
Título: Cardamom Origins Taste Uses Benefits
por: Encyclopaedia Britannica
Fecha de lanzamiento: Nov 7 2024
Sitio web: Britannica
Editorial: Encyclopaedia Britannica

[s65] - https://www.plantsjournal.com/archives/2018/vol6issue3/PartB/6-3-36-573.pdf
Autor: Anupam KR Sachan Sunil Kumar Kiran Kumari Deepti Singh
Título: Medicinal uses of spices used in our traditional c ulture: World wide
por: Dayanand Dinanath College Institute of P harmacy
Fecha de lanzamiento: 20180424
Sitio web: Journal of Medicinal Plants Studies

[s66] - https://ijrap.net/admin/php/uploads/2565_pdf.pdf
Autor: Shifali Thakur Isha Kumari Shailja Chaudhary Madhusudan S Hemlata Kaurav Gitika Chaudhary
Título: Coriander Coriandrum sativum: A Common I ndian Traditional Spice and Ayurvedic Remedy
por: Shuddhi Ayurveda Jeena Sikho Lifecare Pvt Ltd
Fecha de lanzamiento: 2021
Sitio web: wwwijrapnet
Editorial: Moksha Publishing House

[s67] - https://link.springer.com/10.1007/978-3-319-78030-6_44
Autor: Muhammad Jawad Iqbal Masood Sadiq Butt H afiz Ansar Rasul Suleria
Título: Coriander Coriandrum sativum L: Bioactive Molecules and Health Effects
por: Springer
Fecha de lanzamiento: 26 January 2019
Sitio web: SpringerLink
Editorial: Springer

[s68] - https://www.britannica.com/plant/black-cumin
Autor: Melissa Petruzzello | Título: Black cumin Description Plant Seeds Spice Medicine Uses Facts
por: Encyclopaedia Britannica | Fecha de lanzamiento: Nov 13 2024
Sitio web: Britannica | Editorial: Encyclopaedia Britannica

[s69] - https://www.britannica.com/plant/black-cumin
Autor: Melissa Petruzzello | Título: Black cumin Description Plant Seeds Spice Medicine Uses Facts
por: Encyclopaedia Britannica | Fecha de lanzamiento: Nov 13 2024
Sitio web: Britannica | Editorial: Encyclopaedia Britannica

[s70] - https://www.bigapplecurry.com/unveiling-the-magic-the-role-of-spices-in-indian-cooking/
Autor: Roland Marchand | Título: Unveiling the Magic: The Role of Spices in Indian Cooking
por: FoodieSphere | Fecha de lanzamiento: November 15 2024
Sitio web: Big Apple Curry

[s71] - https://www.indianhealthyrecipes.com/jeera-rice-recipe/
Autor: Swasthi | Título: Jeera Rice Recipe Cumin Rice
por: Indian Healthy Recipes | Fecha de lanzamiento: August 28 2022
Sitio web: Indian Healthy Recipes

[s72] - https://www.plantsjournal.com/archives/2018/vol6issue2/PartD/6-2-28-858.pdf
Autor: Tabasum Fatima Beenish Bazila Naseer Gousia Gani Tahiya Qadri Tashooq Ah Bhat | Título: Antioxidant potential and health benefits of cumin
por: Kashmir Tibbiya College Hospital and Research Centre | Fecha de lanzamiento: 20180208
Sitio web: Journal of Medicinal Plants Studies

[s73] - https://myspicetrunk.com/2021/01/08/turmeric-cumin-rice/
Autor: Smita | Título: Turmeric Cumin Rice
Fecha de lanzamiento: January 8 2021 | Sitio web: myspicetrunk

[s74] - https://www.satkartar.co.in/blog/incredible-health-benefits-of-fennel-saunf/
Autor: Nikhil Chandra | Título: 15 Incredible Health Benefits of Fennel in Ayurvedic Pharmacopeia
por: Satkartar | Fecha de lanzamiento: August 2 2023
Sitio web: satkartarcoin

[s75] - https://www.mantrajc.com/spice-up-your-life-exploring-the-tradition-and-health-benefits-of-indian-spices/
Título: Spice Up Your Life: Exploring the Tradition and Health Benefits of Indian Spices | por: Mantra Indian Restaurant
Fecha de lanzamiento: 20230110 | Sitio web: Mantra Jersey City
Editorial: Mantra Indian Restaurant

[s76] - https://tendingthetable.com/2018/01/10/toasted-coconut-sleepy-time-milk/
Autor: sswerdlo | Título: Toasted Coconut Sleepy Time Milk
por: Tending the Table | Fecha de lanzamiento: January 10 2018
Sitio web: tendingthetablecom

[s77] - http://www.elementalayurveda.com/blog/2014/10/22/medicine-makers-digest-perfect-pesto
Autor: Eva Saelens | Título: Medicine Makers Digest: Perfect Pesto
por: Elemental Ayurveda | Fecha de lanzamiento: October 22 2014
Sitio web: Elemental Ayurveda

[s78] - https://www.mccormickscienceinstitute.com/content/msi/assets/Singeltary%20Nutr%20Today%2045,43,2010.pdf
Autor: Keith Singletary PhD | Título: Black Pepper: Overview of Health Benefits
Fecha de lanzamiento: 2010 | Sitio web: McCormick Science Institute
Editorial: Lippincott Williams Wilkins

[s79] - https://sabinsa.com/newsroom/articles/2000TheMedicinalUsesOfPepper.pdf
Autor: Dr Majeed and Prakash L | Título: The Medicinal Uses of Pepper
Fecha de lanzamiento: JanMar 2000 | Sitio web: sabinsacom
Editorial: International Pepper News

[s80] - https://bmccomplementmedtherapies.biomedcentral.com/articles/10.1186/1472-6882-13-275
Autor: Priyanga Ranasinghe Shehani Pigera GA Sirimal Premakumara Priyadarshani Galappaththy Godwin R Constantine Prasad Katulanda | Título: Medicinal properties of true cinnamon Cinnamomum zeylanicum: a systematic review
por: BMC Complementary Medicine and Therapies | Fecha de lanzamiento: 22 October 2013
Sitio web: BMC Complementary Medicine and Therapies | Editorial: BMC

[s81] - https://www.britannica.com/plant/cinnamon
Autor: The Editors of Encyclopaedia Britannica | Título: Cinnamon Plant Spice History Uses
por: Encyclopaedia Britannica Inc | Fecha de lanzamiento: Dec 13 2024
Sitio web: Britannica | Editorial: Encyclopaedia Britannica Inc

[s82] - http://www.stuartxchange.org/Canela
Título: Canela | por: Stuart Xchange
Sitio web: Stuart Xchange

[s83] - https://www.utep.edu/herbal-safety/populations/herbs-to-avoid-during-pregnancy.html
Título: Herbs to Avoid During Pregnancy | por: The University of Texas at El Paso
Sitio web: UTEP

[s84] - https://www.nature.com/articles/srep31906
Autor: HyunMyung Choi Yunu Jung Jinbong Park HyeLin Kim DongHyun Youn JongWook Kang MiYoung Jeong JongHyun Lee Woong Mo Yang SeokGeun Lee Kwang Seok Ahn JaeYoung Um | Título: Cinnamomi Cortex Cinnamomum verum Suppresses Testosteroneinduced Benign Prostatic Hyperplasia by Regulating 5reductase
por: Nature Publishing Group | Fecha de lanzamiento: 23 August 2016
Sitio web: Nature | Editorial: Scientific Reports

[s85] - https://www.plantsjournal.com/archives/2018/vol6issue3/PartB/6-3-36-573.pdf
Autor: Anupam KR Sachan Sunil Kumar Kiran Kumari Deepti Singh **Título:** Medicinal uses of spices used in our traditional c ulture: World wide
por: Dayanand Dinanath College Institute of P harmacy **Fecha de lanzamiento:** 20180424
Sitio web: Journal of Medicinal Plants Studies

[s86] - https://dietitianjohna.com/ginger-cinnamon-and-clove-tea-hot-or-cold/
Autor: Johna Burdeos RD **Título:** Ginger Cinnamon and Clove Tea Hot or Cold
por: Dietitian Johna **Fecha de lanzamiento:** February 2024
Sitio web: dietitianjohnacom

[s87] - https://wjpr.s3.ap-south-1.amazonaws.com/article_issue/1620212639.pdf
Autor: Roshni Chaudhari Varsha Dhole Sadhana More Saraswati Kushwaha Dr Smita Takarkhede **Título:** Health Benefits of Herbs and Spices Review
por: Ideal College of Pharmacy **Fecha de lanzamiento:** 2021
Sitio web: World Journal of Pharmaceutical Research

[s88] - https://www.foodandwine.com/nutmeg-what-it-is-and-how-to-use-it-7089902
Autor: Amelia Rampe **Título:** Everything You Need to Know About Nutmeg
por: Food Wine **Fecha de lanzamiento:** December 28 2022
Sitio web: Food Wine

[s89] - https://www.wisdomlib.org/uploads/journals/wjpr/volume-10,-july-issue-8_17093.pdf
Autor: Ihjas Habeeb M Karunakar Hegde Shabaraya A R **Título:** Myristica Fragrans Houtt: A Brief Review
Fecha de lanzamiento: 202107 **Sitio web:** World Journal of Pharmaceutical Research

[s90] - https://beta.nparks.gov.sg/docs/default-source/parks-docs/fort-canning-park/fort-canning-park-spice-garden-trail.pdf
Título: Fort Canning Park Spice Garden Trail **por:** National Parks Board
Fecha de lanzamiento: June 2013 **Sitio web:** nparksgovsg

[s91] - https://wjpr.s3.ap-south-1.amazonaws.com/article_issue/492d37e35560b790ec0bfa1a8760c490.pdf
Autor: Sonal Sanjay Kharde **Título:** Overview of Nutmeg
por: Pravara Rural College of Pharmacy **Fecha de lanzamiento:** 202206
Sitio web: World Journal of Pharmaceutical Research

[s92] - https://www.ijpcbs.com/articles/therapeutic-properties-of-jatipal-myristica-fragrance-houtt.pdf
Autor: PV Neeraja Elizabeth Margaret **Título:** Therapeutic Properties of Jatipal Myristica Fragr ance Houtt
Fecha de lanzamiento: 2016 **Sitio web:** International Journal of Pharmaceutical Chemical and Biological Sciences

[s93] - https://ishanayurved.com/medicinal-plants/javitri-mace-spice/
Título: Javitri Mace Spice **por:** Ishan Educational Institutions
Sitio web: ishanayurvedcom

[s94] - https://www.britannica.com/topic/saffron
Autor: The Editors of Encyclopaedia Britannica **Título:** Saffron Description History Uses
por: Encyclopaedia Britannica Inc **Fecha de lanzamiento:** Oct 29 2024
Sitio web: Britannica **Editorial:** Encyclopaedia Britannica Inc

[s95] - https://unitproj.library.ucla.edu/biomed/spice/index.cfm?displayID=22
Título: Learning about Spices **por:** UCLA
Sitio web: UCLA Louise M Darling Biomedical Library **Editorial:** Regents of the University of California

[s96] - https://www.cocchi.it/en/botanical-library/
Título: Botanical Library **por:** Giulio Cocchi Srl
Sitio web: Cocchi

[s97] - https://practicalgastro.com/wp-content/uploads/2019/11/Medicinal-Plants-for-Digestive-Disorders-What-Gastroenterologist-Needs-to-Know.pdf
Autor: Richard W McCallum MD FACP FRACP Aust FACG AGAF Armando Enrique GonzlezStuart PhD **Título:** Medicinal Plants Used for Digestive Disorders What the Gastroenterologist Needs to Know
por: Texas Tech University Health and Sciences Department of Internal Medicine Gastro enterology Center for Neurogastroenterology and GI Motility **Fecha de lanzamiento:** September 2015
Sitio web: Practical Gastroenterology

[s98] - https://www.jeeng.net/pdf-177404-98686?filename=Properties%20and.pdf
Autor: Grayna ukowska Zofia Durczyska **Título:** Properties and Applications of Essential Oils: A R eview
Fecha de lanzamiento: 20240101 **Sitio web:** Journal of Ecological Engineering

[s99] - https://www.plantsjournal.com/archives/2018/vol6issue3/PartB/6-3-36-573.pdf
Autor: Anupam KR Sachan Sunil Kumar Kiran Kumari Deepti Singh **Título:** Medicinal uses of spices used in our traditional c ulture: World wide
por: Dayanand Dinanath College Institute of P harmacy **Fecha de lanzamiento:** 20180424
Sitio web: Journal of Medicinal Plants Studies

[s100] - https://dewihargreaves.com/2020/07/15/the-centuries-old-spice-blend-we-dont-use-anymore/
Autor: Dewi Hargreaves **Título:** The CenturiesOld Spice Blend We Dont Use Anymore
Fecha de lanzamiento: July 15 2020 **Sitio web:** Dewi Hargreaves

[s101] - https://ethiopianfood.wordpress.com/2014/06/01/the-ethiopian-spice-rack/
Autor: Harry Kloman **Título:** The Ethiopian Spice Rack
por: University of Pittsburgh **Fecha de lanzamiento:** June 1 2014
Sitio web: Ethiopian Food

[s102] - https://www.savorynothings.com/homemade-gingerbread-spice-mix-perfect-gingerbread-recipe-free-printables/
Autor: Nora Rusev **Título:** Homemade Gingerbread Spice Mix
por: Savory Nothings **Fecha de lanzamiento:** 12122020
Sitio web: Savory Nothings

[s103] - https://www.seriouseats.com/dinner-tonight-five-spice-noodles-with-broccoli-recipe
Autor: Nick Kindelsperger **Título:** Dinner Tonight: Chinese FiveSpice Noodles with Broccoli Recipe
por: Serious Eats **Fecha de lanzamiento:** August 09 2018
Sitio web: Serious Eats

[s104] - https://thefirstmess.com/2022/11/30/vegan-spice-roasted-cauliflower-coconut-tomato-sauce-red-lentils/
Autor: Laura Wright **Título:** SpiceRoasted Cauliflower in Coconut Tomato Sauce with Lentils
Fecha de lanzamiento: 30112022 **Sitio web:** The First Mess

[s105] - https://www.thejoyfulplateful.com/recipes/samosa-inspired-bowls
Autor: Kira Freed **Título:** SamosaInspired Bowls
por: The Joyful Plateful **Fecha de lanzamiento:** August 4 2021
Sitio web: The Joyful Plateful

[s106] - https://www.breadandbasil.nyc/recipes/spiced-butternut-squash-soup
Autor: Julia Estrada **Título:** Spiced Butternut Squash Soup
Fecha de lanzamiento: 2021 **Sitio web:** breadandbasilnyc

[s107] - http://somaskitchen.blogspot.com/2018/08/jowar-moong-khichdi.html
Autor: Soma **Título:** Jowar Moong Khichdi
Fecha de lanzamiento: 20180806 **Sitio web:** Somas Kitchen
Editorial: Blogger

[s108] - https://wellandfull.com/2016/03/red-lentil-kitchari-an-ayurvedic-cleanse/
Título: Red Lentil Kitchari An Ayurvedic Cleanse **por:** Well and Full
Fecha de lanzamiento: March 31 2016 **Sitio web:** Well and Full

[s109] - https://ayurveda.com/recipes-kitchari/
Autor: Vasant Lad **Título:** Kitchari Recipe
por: The Ayurvedic Institute **Fecha de lanzamiento:** August 24 2021
Sitio web: Ayurvedacom

[s110] - https://vidyaliving.com/recipe-box-sweet-potato-chili-skillet-cornbread/
Autor: Claire Ragozzino **Título:** Recipes: Sweet Potato Chili Skillet Cornbread
por: Vidya Living **Sitio web:** Vidya Living

[s111] - http://indiacuisine.blogspot.com/2006/02/pesara-pappu-kattu-split-lentil.html
Autor: sailu **Título:** Pesara Pappu Kattu Split Lentil Seasoned with Spices
Fecha de lanzamiento: 20060202 **Sitio web:** Sailus Food Indian Food Andhra Recipes Herbs Spices Ayurveda Home Remedies

[s112] - https://www.leftyspoon.com/2016/04/07/leftovers-kitchari-style/
Autor: Coco Morante **Título:** Leftovers Kitchari Style
por: Lefty Spoon **Fecha de lanzamiento:** April 7 2016
Sitio web: Lefty Spoon

[s113] - http://daniellealex.com/turmeric-cumin-red-lentils-cancer-prevention-food/
Autor: Danielle Alex **Título:** Turmeric Cumin Red Lentils: Cancer Prevention Food
Fecha de lanzamiento: August 29th 2013 **Sitio web:** daniellealexcom

[s114] - https://500sandwiches.com/post/23654986412/dal-baghaar
Título: Dal Baghaar Indian Split Peas with Spice and Shallots **por:** 500 Tasty Sandwiches
Fecha de lanzamiento: May 24th 2011 **Sitio web:** 500 Sandwiches

[s115] - https://thespiceadventuress.com/2019/03/07/the-yogic-kitchen/
Autor: Dhanya Samuel **Título:** Marinated Chicken with Coconut Lime dressing The Yogic Kitchen
por: The Spice Adventuress **Fecha de lanzamiento:** March 7 2019
Sitio web: The Spice Adventuress

[s116] - https://www.jasminehemsley.com/friends-of-east-by-west/2020/5/11/niti-sheth
Autor: Niti Sheth **Título:** Friends of East by West
por: Jasmine Hemsley **Fecha de lanzamiento:** 20200511
Sitio web: Jasmine Hemsley

[s117] - https://jivitaayurveda.com/everything-is-allowed-in-ayurveda-even-mushrooms/
Autor: Anu Paavola **Título:** Everything is Allowed in Ayurveda Even Mushrooms
por: Jivita Ayurveda **Sitio web:** Jivita Ayurveda

[s118] - https://www.jeevalifestyle.com/blog/ayurvedic-minestrone
Autor: Akshata **Título:** Ayurvedic Minestrone
por: JeevaLifestyle LLC **Fecha de lanzamiento:** 20140207
Sitio web: Jeeva Lifestyle

[s119] - https://maukaindiancuisine.com/blog/authentic-indian-spices-elevate-your-cooking-with-rich-flavors
Título: Authentic Indian Spices: Elevate Your Cooking with Rich Flavors **por:** Mauka Indian Cuisine
Fecha de lanzamiento: 20240529 **Sitio web:** Mauka Indian Cuisine

[s120] - https://suntorytime106.wordpress.com/2017/07/28/ryukyu-mex-okinawas-original-fusion-food/
Autor: Alison **Título:** RykyMex: Okinawas Original Fusion Food
Fecha de lanzamiento: July 28 2017 **Sitio web:** suntorytime106wordpresscom

[s121] - https://eatanmol.com/south-asian-fusion-wedding-catering/
Autor: Mohammad Patel **Título:** South Asian Fusion Wedding Catering: A Celebration of Culinary Diversity and Creativity
por: Anmol **Fecha de lanzamiento:** April 16 2024
Sitio web: EAT ANMOL

[s122] - https://www.pangaeaoceanave.com/news-item/the-art-of-fusion-how-asian-flavors-are-transforming-modern-dining/
Título: The Art of Fusion: How Asian Flavors are Transforming Modern Dining **por:** Pangaea Grill
Sitio web: Pangaea Ocean Ave

[s123] - https://elpollonorteno.net/are-mexican-hot-sauces-authentic-a-look-at-traditional-vs-modern-varieties/
Título: Are Mexican Hot Sauces Authentic? A Look at Traditional vs Modern Varieties **por:** El Pollo Norteo
Fecha de lanzamiento: August 10 2024 **Sitio web:** El Pollo Norteo
Editorial: Uniko Media Group

[s124] - https://eatanmol.com/south-asian-fusion-wedding-catering/
Autor: Mohammad Patel **Título:** South Asian Fusion Wedding Catering: A C elebration of Culinary Diversity and Creativity
por: Anmol **Fecha de lanzamiento:** April 16 2024
Sitio web: EAT ANMOL

[s125] - https://www.sushihanasan.com/
por: Sushihana Japanese Restaurant **Sitio web:** sushihanasancom

[s126] - https://thestonesoup.com/blog/2010/06/24/the-absolute-beginners-guide-to-the-art-of-seasoning-5-ingredients-10-minutes/
Autor: Jules Clancy **Título:** The Absolute Beginners Guide to the Art of Seasoning
Fecha de lanzamiento: 20100624 **Sitio web:** The Stone Soup

[s127] - https://dellago.org/2013/03/14/2329/
Autor: Kathrin **Título:** Make My Morning Masala Chai
Fecha de lanzamiento: 03142013 **Sitio web:** Come and Cook with Us

[s128] - https://www.foodandwine.com/cooking-techniques/how-to-cook-shrimp-boil
Autor: Hunter Lewis **Título:** How to Cook a Proper Shrimp Boil
por: Food Wine **Fecha de lanzamiento:** July 20 2022
Sitio web: Food Wine

[s129] - https://www.allrecipes.com/article/when-to-add-salt-during-cooking/
Autor: David McCann **Título:** When You Add Salt During Cooking Matters Heres Why
por: Allrecipes **Fecha de lanzamiento:** March 24 2021
Sitio web: Allrecipes

[s130] - https://farmerandchef.co.uk/blog/get-more-from-your-ingredients
Autor: Sam Cooper **Título:** Get More Flavour From Your Ingredients
Fecha de lanzamiento: 11 May **Sitio web:** farmerandchefcouk

[s131] - https://thestonesoup.com/blog/2010/06/24/the-absolute-beginners-guide-to-the-art-of-seasoning-5-ingredients-10-minutes/
Autor: Jules Clancy **Título:** The Absolute Beginners Guide to the Art of Seasoning
Fecha de lanzamiento: 20100624 **Sitio web:** The Stone Soup

[s132] - https://nutritionfacts.org/topics/spices/
Título: Spices **por:** NutritionFactsorg
Sitio web: NutritionFactsorg

[s133] - https://dietitianjohna.com/ginger-cinnamon-and-clove-tea-hot-or-cold/
Autor: Johna Burdeos RD **Título:** Ginger Cinnamon and Clove Tea Hot or Cold
por: Dietitian Johna **Fecha de lanzamiento:** February 2024
Sitio web: dietitianjohnacom

[s134] - https://www.nuggmd.com/blog/marijuana-tea-benefits
Autor: Andrew Ward **Título:** 3 Cannabis Tea Recipes For Complete Beginners
por: NuggMD **Fecha de lanzamiento:** March 8 2023
Sitio web: NuggMD

[s135] - https://wintergreenbotanicals.com/2020/05/12/tinctures/
Autor: Maria Noel Groves **Título:** How to Make Herbal Tinctures
por: Wintergreen Botanicals **Fecha de lanzamiento:** May 12 2020
Sitio web: Wintergreen Botanicals

[s136] - http://www.spicesherpa.com/holiday-cooking-tip-dry-roasting-spices/
Autor: Spice Sherpa **Título:** Holiday Cooking Tip: Dry Roasting Spices
Fecha de lanzamiento: November 14 2010 **Sitio web:** Spice Sherpa

[s137] - https://www.seriouseats.com/indian-spices-101-benefits-frying-spices
Autor: Denise Dsilva Sankh **Título:** Indian Spices 101: The Benefits of Frying Spices
por: Serious Eats **Fecha de lanzamiento:** August 10 2018
Sitio web: Serious Eats **Editorial:** Dotdash Meredith

[s138] - https://bowlsandflows.com/kitchari-recipe/
Título: Kitchari: cleanse nourish and reset **por:** Bowls and Flows
Fecha de lanzamiento: August 25 2023 **Sitio web:** Bowls and Flows

[s139] - https://www.indianhealthyrecipes.com/jeera-rice-recipe/
Autor: Swasthi **Título:** Jeera Rice Recipe Cumin Rice
por: Indian Healthy Recipes **Fecha de lanzamiento:** August 28 2022
Sitio web: Indian Healthy Recipes

[s140] - https://thespiceadventuress.com/2014/09/19/curry-leaf-rice-karu-vepillai-sadam/
Autor: Dhanya Samuel **Título:** South Indian Curry Leaf Rice Karu vepillai Sadam
por: The Spice Adventuress **Fecha de lanzamiento:** September 19 2014
Sitio web: The Spice Adventuress

[s141] - http://www.banaraskakhana.com/2009/08/curries-and-spices-therapeutic.html
Título: Curries and Spices: Therapeutic Properties of Spices **por:** Banaras Ka Khana
Fecha de lanzamiento: 20090817 **Sitio web:** Banaras Ka Khana

[s142] - https://www.seriouseats.com/best-mortars-and-pestles
Autor: Greg Baker
Título: I Tested 13 Mortar and Pestle Sets to Find the Bes t Ones for Spices Pesto and Curry Pastes
por: Serious Eats
Fecha de lanzamiento: November 18 2024
Sitio web: Serious Eats

[s143] - https://sheere-ng.com/a-crush-for-mortar-and-pestle/
Autor: Sheere Ng
Título: A Crush for Mortar and Pestle
Fecha de lanzamiento: March 12 2019
Sitio web: sheerengcom

[s144] - https://www.cooklikeczechs.com/how-to-grind-spices-by-hand/
Autor: Petra
Título: How to Grind Spices by Hand without Mortar and Pestle
por: Cook Like Czechs
Fecha de lanzamiento: 20230110
Sitio web: Cook Like Czechs

[s145] - https://gutsyperformancenutrition.com/2019/10/22/gingered-sweet-potato-dal-tips-for-better-digestion/
Autor: Rebecca
Título: Gingered Sweet Potato Dal tips for better digesti on
por: GUTSy Performance Nutrition
Fecha de lanzamiento: October 22 2019
Sitio web: GUTSy Performance Nutrition

[s146] - https://www.ratedvfood.com/blog/salvadoran-red-beans-recipe-amp-breakfast
Autor: Eunice aka RatedVFood
Título: Salvadoran Red Beans Recipe 2 Ways
por: Rated V Food
Fecha de lanzamiento: May 7
Sitio web: Rated V Food

[s147] - https://toriavey.com/saffron-rice/
Autor: Tori Avey
Título: Saffron Rice
Fecha de lanzamiento: April 24 2022
Sitio web: Tori Avey

[s148] - https://chewtown.com/2015/11/pork-tikka-masala/
Autor: Amanda Michetti
Título: Pork Tikka Masala
por: Chew Town
Fecha de lanzamiento: 12th Nov 2015
Sitio web: Chew Town

[s149] - https://www.allrecipes.com/recipe/236564/chana-masala-savory-indian-chick-peas/
Autor: latinmama
Título: Chana Masala Savory Indian Chick Peas
por: Allrecipes
Fecha de lanzamiento: November 14 2024
Sitio web: Allrecipes
Editorial: Dotdash Meredith

[s150] - https://holycowvegan.net/easy-indian-curry-paste/
Autor: Vaishali
Título: Easy Indian Curry Paste
por: Holy Cow Vegan
Fecha de lanzamiento: Oct 25 2021
Sitio web: Holy Cow Vegan

Fuentes de imágenes

Información sobre todas las imágenes siguientes

Ninguna de las imágenes fue modificada, solo se ajustó la resolución.
Todas las imágenes conservan su licencia original.
A pesar de una revisión cuidadosa, no se puede garantizar la precisión y atribución de las imágenes.
Todas las imágenes utilizadas se han empleado de acuerdo con sus respectivas condiciones de licencia.
En la versión eBook, las imágenes se han organizado en collages numerados.
Todas las imágenes fueron recuperadas y verificadas 2025-01-08.

Licencias utilizadas

CC0	http://creativecommons.org/publicdomain/zero/1.0/deed.en
CC BY 4.0	https://creativecommons.org/licenses/by/4.0
CC BY 3.0	https://creativecommons.org/licenses/by/3.0
CC BY 2.0	https://creativecommons.org/licenses/by/2.0

Créditos de imágenes

[i1] - 001_002_001_image_pickling.jpeg
https://upload.wikimedia.org/wikipedia/commons/a/af/Adding_spices_to_jar_of_pickled_asparagus.jpg
Date: 20170505 **por:** Ser Amantio di Nicolao
Artista: Nutrition Food Safety Health **License:** CC0 http:creativecommonsorgpublicdomainz ero10deeden

[i2] - 001_003_002_image_gruener_tee.jpeg
https://upload.wikimedia.org/wikipedia/commons/3/36/Green_tea_3_appearances.jpg
Date: 20110521 **por:** Bill Ukers
Artista: Alessandro Martini **License:** CC0 http:creativecommonsorgpublicdomainz ero10deeden

[i3] - 001_003_002_image_honig.jpeg
https://upload.wikimedia.org/wikipedia/commons/c/cc/Runny_hunny.jpg
Date: desconocido **por:** 17Drewcommonswiki
Artista: Scott Bauer USDA ARS **License:** Public domain

[i4] - 002_001_002_image_psoriasis.jpeg
https://upload.wikimedia.org/wikipedia/commons/e/e9/Psoriasis_guttata.jpg
Date: 20100925 **por:** Smallman12q
Artista: George Henry Fox **License:** Public domain

[i5] - 002_001_003_image_galgant.jpeg
https://upload.wikimedia.org/wikipedia/commons/6/69/Galangal_ready_for_preparation.png
Date: 20080920 **por:** File Upload Bot Magnus Manske
Artista: Piano non troppo **License:** Public domain

[i6] - 002_001_003_image_eucalyptol.jpeg
https://upload.wikimedia.org/wikipedia/commons/e/ee/Eucalyptol3D-4.png
Date: 20090117 **por:** Itineranttrader
License: Public domain

[i7] - 002_001_003_image_gallussaeure.jpeg
https://upload.wikimedia.org/wikipedia/commons/2/2c/Gallic_acid_molecule_spacefill_from_xtal.png
Date: 20150712 **por:** Jynto
License: CC0 http:creativecommonsorgpublicdomainz ero10deeden

[i8] - 002_001_003_image_quercetin.jpeg
https://upload.wikimedia.org/wikipedia/commons/2/2e/Quercetin-3D-spacefill.png
Date: 20110528 **por:** Jynto
License: CC0 http:creativecommonsorgpublicdomainz ero10deeden

[i9] - 002_001_004_image_glycyrrhizin.jpeg
https://upload.wikimedia.org/wikipedia/commons/e/e5/Glycyrrhizin_ball-and-stick.png
Date: 20130720 **por:** Morska Papuzka
Artista: MarinaVladivostok **License:** CC0 http:creativecommonsorgpublicdomainz ero10deeden

[i10] - 002_001_004_image_suessholzwurzel.jpeg
https://upload.wikimedia.org/wikipedia/commons/1/1e/Glycyrrhiza_lepidota_NPS-1.jpg
Date: 20070621 **por:** Stickpen
Artista: Jim Pisarowicz **License:** Public domain

[i11] - 002_002_002_image_polyphenole.jpeg
https://upload.wikimedia.org/wikipedia/commons/1/17/3D_molecula.jpg
Date: 20231028 **por:** Isiscs
Artista: PubChem **License:** CC BY 40 https:creativecommonsorglicense sby40

[i12] - 002_002_002_image_sterole.jpeg
https://upload.wikimedia.org/wikipedia/commons/a/ad/Brassicasterol_molecule_spacefill.png
Date: 20110804 **por:** Jynto
License: CC0 http:creativecommonsorgpublicdomainz ero10deeden

[i13] - 002_002_002_image_linalool.jpeg
https://upload.wikimedia.org/wikipedia/commons/7/70/%28S%29-Linalool_molecule_spacefill.png
Date: 20110804 **por:** Jynto
License: CC0 http:creativecommonsorgpublicdomainz ero10deeden

[i14] - 002_002_002_image_tocole.jpeg
https://upload.wikimedia.org/wikipedia/commons/f/f0/Vitamin-E-from-xtal-3D-bs-17.png
Date: 20231022 **por:** Benjahbmm27
Artista: Ben Mills **License:** Public domain

[i15] - 002_003_001_image_eugenol.jpeg
https://upload.wikimedia.org/wikipedia/commons/0/08/Eugenol-3D-spacefill.png
Date: 20110610 **por:** Jynto
License: CC0 http:creativecommonsorgpublicdomainz ero10deeden

[i16] - 002_003_002_image_antioxidantien.jpeg
https://upload.wikimedia.org/wikipedia/commons/3/3c/Glutathione-3D-vdW.png
Date: 20070624 **por:**
Artista: Ben Mills **License:** Public domain

[i17] - 002_003_003_image_carotinoide.jpeg
https://upload.wikimedia.org/wikipedia/commons/4/49/Phytofluene_molecule_spacefill.png
Date: 20150212 **por:** Jynto
License: CC0 http:creativecommonsorgpublicdomainz ero10deeden

[i18] - 002_003_003_image_terpenoide.jpeg
https://upload.wikimedia.org/wikipedia/commons/5/5f/Beta-Myrcene_molecule_ball.png
Date: 20110829 **por:** Jynto
License: CC0 http:creativecommonsorgpublicdomainz ero10deeden

[i19] - 002_003_005_image_aetherische_oele.jpeg
https://upload.wikimedia.org/wikipedia/commons/b/ba/RutaGraveolensEssentialOil.png
Date: 20090222 **por:** Cmdrjameson
Artista: Itineranttrader **License:** Public domain

[i20] - 003_002_002_image_harissa.jpeg
https://upload.wikimedia.org/wikipedia/commons/d/d6/Harissa_in_a_jar_%28vertical%29.jpg
Date: 20101101 **por:** Grzegorz Wysocki
Artista: Jules jules:stonesoup **License:** CC BY 30 https:creativecommonsorglicense sby30

[i21] - 003_002_002_image_shichimi_togarashi.jpeg
https://upload.wikimedia.org/wikipedia/commons/d/d2/Shichimi_002.jpg
Date: 20220519 **por:** E136
Artista: http:wwwrecipelabjpsozaidetail1779 **License:** CC0 http:creativecommonsorgpublicdomainz ero10deeden

[i22] - 003_003_001_image_chili.jpeg
https://upload.wikimedia.org/wikipedia/commons/f/f8/VitorJubini_MercadoDaVilaRubim_Vitoria_ES_%2839182859020%29_%28square_crop%29.jpg
Date: 20180301 **por:** ArionStar
Artista: MTur Destinos **License:** Public domain

[i23] - 003_003_001_image_asiapfanne.jpeg
https://upload.wikimedia.org/wikipedia/commons/5/54/Wok_cooking_and_the_heat_source_by_The_Pocket_in_Nanjing.jpg
Date: 20060322 **por:** Opponent
Artista: The Pocket **License:** CC BY 20 https:creativecommonsorglicense sby20

[i24] - 003_003_002_image_huelsenfruechte.jpeg
https://upload.wikimedia.org/wikipedia/commons/e/e7/Various_legumes.jpg
Date: 20131213 **por:** FarnhamJ
Artista: Keith Weller Agricultural Research Service USDA **License:** Public domain

[i25] - 003_003_002_image_marinaden.jpeg
https://upload.wikimedia.org/wikipedia/commons/c/cd/Marination_set%2C_Marinating%2C_Rostov-on-Don%2C_Russia.jpg
Date: 20131117 **por:** Argenberg
License: CC BY 40 https:creativecommonsorglicense sby40

[i26] - 003_003_002_image_gewuerzzugabe.jpeg
https://upload.wikimedia.org/wikipedia/commons/5/56/Applying_a_spice_rub_to_pork_ribs_for_a_barbecue_-_20080329.jpg
Date: 20080329 **por:** Flickr upload bot
Artista: Daryn Nakhuda **License:** CC BY 20 https:creativecommonsorglicense sby20

[i27] - 003_003_002_image_pilze.jpeg
https://upload.wikimedia.org/wikipedia/commons/6/65/Sparrige_Sch%C3%BCppling_%28Pholiota_squarrosa%29.jpg
Date: 20131014 **por:** Holleday
Artista: Holger Krisp **License:** CC BY 30 https:creativecommonsorglicense sby30

[i28] - 003_003_003_image_glycerin.jpeg
https://upload.wikimedia.org/wikipedia/commons/c/c7/Glycerol-3D-balls.png
Date: 20070505 **por:** Benjahbmm27
License: Public domain

[i29] - 004_001_002_image_moerser.jpeg
https://upload.wikimedia.org/wikipedia/commons/b/b0/Palestinian_women_grinding_coffee_beans.jpg
Date: 1905 **por:** Sarah SchneiderCH
Artista: Keystone View Company **License:** Public domain

[i30] - 004_001_002_image_chilipaste.jpeg
https://upload.wikimedia.org/wikipedia/commons/7/75/Sweet_Chili_Sauce_%28cropped%29.jpg
Date: 20130331 **por:** Belbury
Artista: ImpromptuKitchen **License:** CC BY 20 https:creativecommonsorglicense sby20

[i31] - 004_001_004_image_lorbeerblaetter.jpeg https://upload.wikimedia.org/wikipedia/commons/c/c2/Whole_Bay_Leaves.jpg			
Date:	20240828	**por:**	Misterneedlemouse
License:	CC0 http:creativecommonsorgpublicdomainz ero10deeden		
[i32] - 004_001_004_image_gewuerzmischung.jpeg https://upload.wikimedia.org/wikipedia/commons/c/c0/Nahrungsmittel_2012-07-08-9512.jpg			
Date:	20120708	**por:**	Slick
License:	CC0 http:creativecommonsorgpublicdomainz ero10deeden		

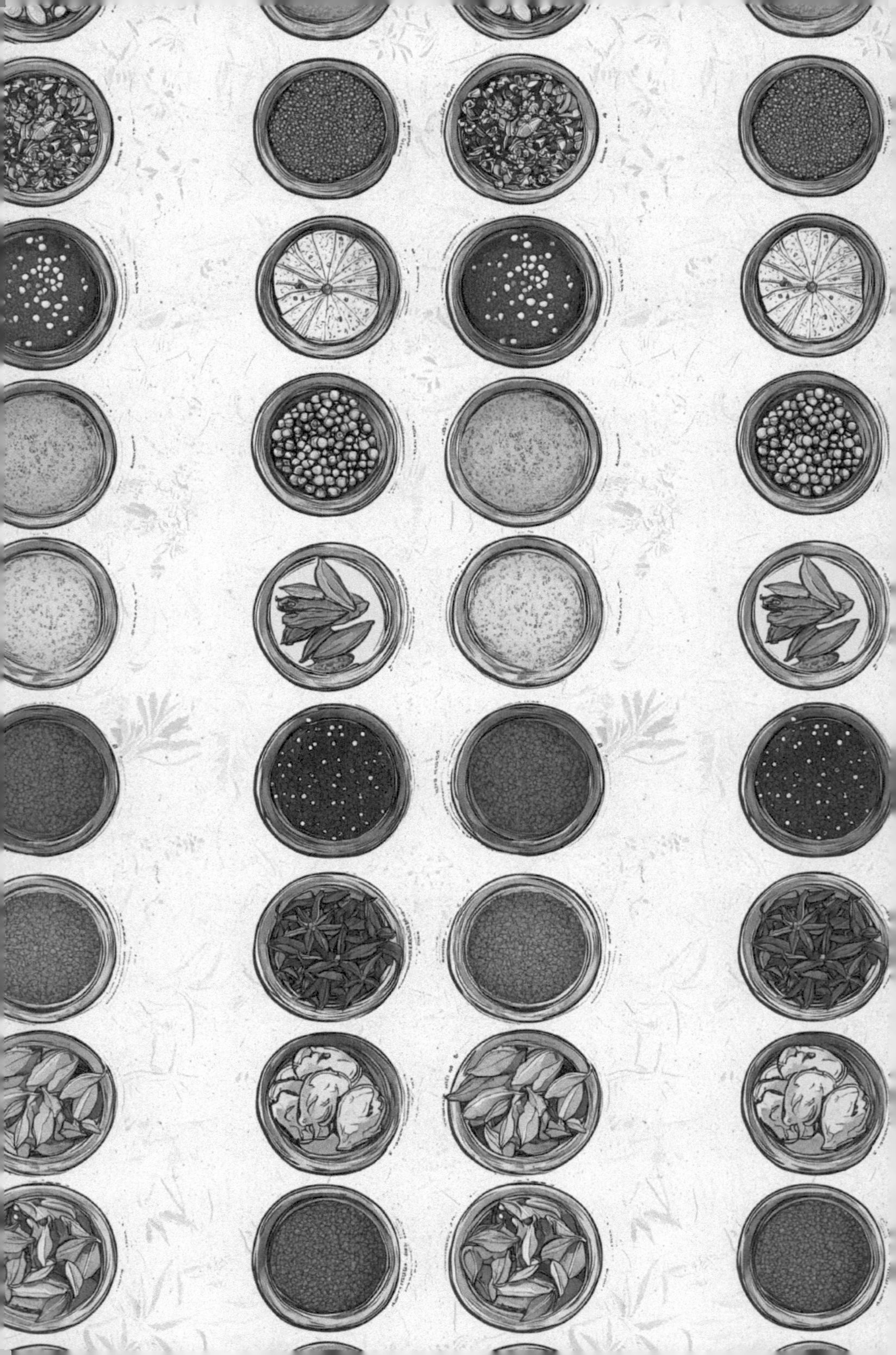

FSC
www.fsc.org
MIX
Papier | Fördert gute Waldnutzung
FSC® C083411

Kolibri 360 GmbH
Ferdinand-Jühlke-Straße 7
99095 Erfurt, Deutschland
produktsicherheit@kolibri360.de